あんしん健康ナビ

花粉症
アレルギー性鼻炎

つらい症状から逃れる近道と、
自分にあった
予防・治療法の見つけ方

福井大学
耳鼻咽喉科・頭頸部外科　教授
藤枝重治 監修

福井大学
耳鼻咽喉科・頭頸部外科　医師
徳永貴広 著

1万年堂出版

この本は、息苦しく、不快なアレルギー性鼻炎から逃れる近道

監修者　藤枝　重治
福井大学
耳鼻咽喉科・頭頸部外科　教授

昔は、蓄膿症《ちくのうしょう》（慢性副鼻腔炎《まんせいふくびくうえん》）が代表的な鼻の病気でした。今は、アレルギー性鼻炎《せいびえん》が代表的な鼻の病気です。どうしてこのように変わったのでしょう。

正確なことは分かりませんが、大気汚染《たいきおせん》、食生活の変化、居住環境《きょじゅうかんきょう》の変化、スギ花粉の飛散増加などが推測されています。将来は、七五パーセントの人がアレルギー性《せい》鼻炎《びえん》になるかもしれないともいわれています。アレルギー性鼻炎《せいびえん》でない人のほうが少なくなる可能性があるのです。

これは大変なことです。生命に脅威《きょうい》を及《およ》ぼしはしませんが、ほとんどの親は、自分の子どもがアレルギー性鼻炎《せいびえん》にならないことを願っています。健康な鼻で、しっかり

息をしてほしい。寝《ね》ている時に、鼻がつまって息苦しそうであったり、口を開けていびきをかいていたりすると、何とかしてあげたいと思います。この本の著者、徳永先生と行《おこな》った高校生アンケート調査では、アレルギー性《せいびえん》鼻炎を発症《はっしょう》している子の一〇～一五パーセントが、薬をのまなくても症状《しょうじょう》が軽快しています。ではどのようにしたら軽快するのでしょう。この本には、それが書かれています。一方で、アレルギー性鼻《せいび》炎《えん》の全容を知らないと対策も立てられません。それもこの本に書かれています。

病気は、やはり医師の治療《ちりょう》を受けたほうが、確実によくなります。鼻をよくすることで、顔や顎《あご》の成長などによい影響《えいきょう》を及《およ》ぼします。ではどのような治療《ちりょう》を受けたら、よいのでしょうか。それもここに最新のものを含《ふく》めて書かれています。

花粉症《かふんしょう》を含《ふく》めたアレルギー性鼻炎《せいびえん》にかかっている皆《みな》さん、一度この本を読むことをお勧《すす》めします。この本は、本当に易しく、分かりやすく書かれています。しっかり勉強して、今から対策を立てましょう。それが息苦しく、不快なアレルギー性鼻炎《せいびえん》から逃《のが》れる近道です。

皆さんに合った予防法、治療法を見つけるナビゲーションに

著者　徳永　貴広
福井大学
耳鼻咽喉科・頭頸部外科

花粉症《かふんしょう》は、今や国民病といわれるように、日本人の約二、三割が花粉症《かふんしょう》であるといわれています。花粉症《かふんしょう》はアレルギー性鼻炎《せいびえん》の一種で、花粉に対するアレルギーのことをいいます。花粉の飛んでいる時にしか症状《しょうじょう》が出ないのが特徴《とくちょう》で、「季節性アレルギー性鼻炎《せいびえん》」ともいわれます。

一方で、年中症状《しょうじょう》が出るアレルギー性鼻炎《せいびえん》もあります。ホコリやダニが原因となるもので、「通年性アレルギー性鼻炎《せいびえん》」といわれます。この通年性のアレルギー性鼻炎《せいびえん》も含《ふく》めると、約四割の人がアレルギー性鼻炎《せいびえん》で苦しんでいます。中には、季節性と通年性の両方ある人もあります。かくいう私もスギ花粉症《かふんしょう》です。

花粉症《かふんしょう》は命にかかわるような病気ではありません。しかし実際に花粉症《かふんしょう》になってみると、「こんなにつらい症状《しょうじょう》を何とかしてもらいたい」と思います。

花粉症《かふんしょう》でない人も想像してみてください。

今まで鼻風邪《はなかぜ》を引いて、くしゃみ、鼻水、鼻づまりになったことのない人はおそらくほとんどいないでしょう。つらいですよね。

鼻が通らないと頭がぼーっとして仕事にも集中できませんし、鼻水がだらだら止まらないと、ティッシュペーパーを手放すことができず、鼻のかみ過ぎで鼻の下は真《ま》っ赤《か》になります。そんな症状《しょうじょう》が何カ月も続くのが花粉症《かふんしょう》です。さらに、風邪《かぜ》にはない目や鼻のかゆみが加わると、もっと大変です。「目や鼻を取り出して洗ってしまいたい」とおっしゃる患者《かんじゃ》さんがいるくらい、悩《なや》ましい症状《しょうじょう》です。

患者《かんじゃ》さんの中には、どんな対処をしてもなかなかよくならず、困り果てて耳鼻咽喉《じびいんこう》科《か》を受診《じゅしん》される方もあります。

「いろんな薬をのんだけれど、なかなか治らないや」

「どうせ治らないんでしょう。一生つきあっていくしかないよ」

いろいろな言葉が病院の待合室から聞こえてきます。

一方、まだ花粉症《かふんしょう》になっていない人からは、

「私もいつか花粉症《かふんしょう》になるのではないだろうか」

という心配の声も聞こえてきます。

本書では、花粉症《かふんしょう》の症状《しょうじょう》を和《やわ》らげるコツや、いろいろな治療法《ちりょうほう》、予防策について紹介《しょうかい》したいと思います。

一口に花粉症《かふんしょう》といっても、人それぞれ原因が異なりますし、症状《しょうじょう》の強さや種類も違《ちが》います。ですからこれが王道という治療法《ちりょうほう》は正直いって、まだありません。もしそれが分かったらノーベル賞をもらえるかもしれません。

「こんな方法もあるのか」「これなら私もできる」というように、本書が皆《みな》さんそれぞれに合った予防法、治療法《ちりょうほう》を見つけるナビゲーションになれましたら幸いです。

もくじ

1章 くしゃみ、鼻水、鼻づまり……。まず、つらい症状が出る原因を知りましょう

2章 花粉症・アレルギー性鼻炎
つらい症状が出てきたら、どうするの？
病院の受診から、自分でできる対策まで

3章 「症状を和らげる」治療から、「アレルギー体質を治す」最新治療まで

病院、薬局の活用と、副作用や危険度の知識

Q&Aコーナー

花粉症・アレルギー性鼻炎について、具体的な質問にお答えします

1章

くしゃみ、鼻水、鼻づまり……。
まず、つらい症状が出る
原因を知りましょう

1

なぜ、花粉やホコリが体に入ると、アレルギー反応が起きるのか

太古の昔、大きな恐竜《きょうりゅう》は絶滅《ぜつめつ》しましたが、我々の祖先である小さな哺乳類《ほにゅうるい》は、生存し続けました。なぜ生《い》き抜《ぬ》いてこられたのか。その理由の一つに、免疫反応《めんえきはんのう》がありま す。

私たちの祖先は、外敵であるダニや寄生虫などの攻撃《こうげき》から身を守るために、免疫反《めんえきはん》応《のう》を発達させたといわれています。

私たちの体の中には肥満細胞《ひまんさいぼう》という細胞《さいぼう》があり、そこには抗体《こうたい》（異物を感知して捕《と》らえるセンサーのような物）がついています。体の中に入《はい》り込《こ》んだ外敵や異物が、その抗体《こうたい》にくっつくと、肥満細胞《ひまんさいぼう》に指令が送られて、外敵をやっつける化学物質（ヒス

タミン）が放出されます。そして、外敵をやっつけることができたのです。

この反応《はんのう》がなかったら、我々の祖先は生き残ることができず、今の私はないのです。

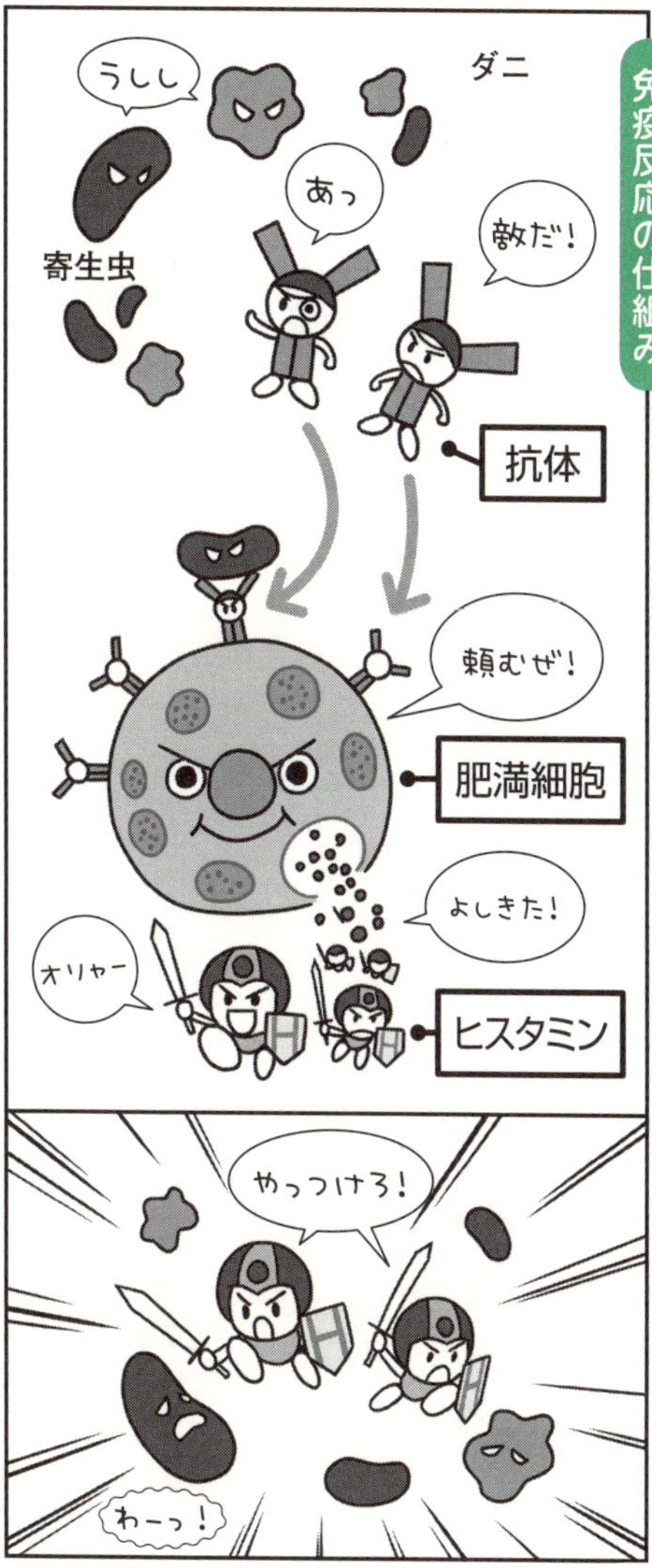

なんとありがたい仕組みでしょうか。

しかし、現代になって、ダニや寄生虫と戦う機会はめっきり減りました。そんな中で、花粉やホコリなどの異物が体に入ってきた時に、本当はやっつけなくてもよいのに、外敵が侵入《しんにゅう》してきたと勘違《かんちが》いして、先ほどの反応《はんのう》が起きてしまうのが「アレルギ

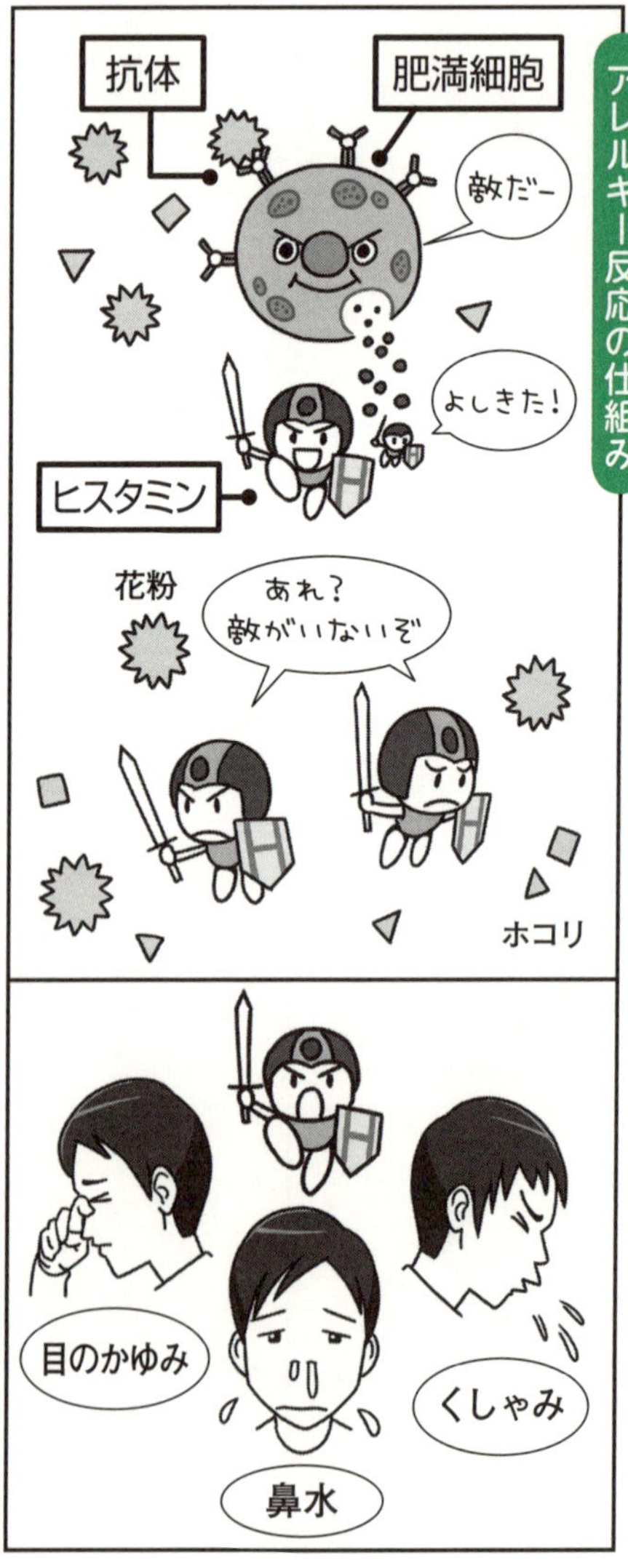

アレルギー反応の仕組み
抗体
肥満細胞
敵だー
よしきた！
ヒスタミン
花粉
あれ？
敵がいないぞ
ホコリ
目のかゆみ
くしゃみ
鼻水

ー反応《はんのう》」です。

外敵をやっつけるために肥満細胞《ひまんさいぼう》から出てきたヒスタミンが、戦う相手がいないため、その代わりに、鼻水やくしゃみ、目のかゆみといった症状《しょうじょう》を引き起こしてしまうのです。

「昔取った杵柄《きねづか》」ということわざがありますが、この場合はそれがあだとなっているようです。

2

春の〝スギ花粉〟だけではありません。夏にも、秋にも、別の花粉が鼻炎を引き起こします

花粉症《かふんしょう》と聞くと、まず思い出すのが、やはりスギ花粉症《かふんしょう》でしょう。

春になると、テレビの天気予報ではスギ花粉予報が毎日放送されていることを考えると、スギ花粉に対する国民の関心はとても強いようです。

確かにスギは日本で最も多い花粉症《かふんしょう》です。しかし所変われば品変わるで、季節と場所によって、花粉症《かふんしょう》は様変わりするのです。

夏になるとカモガヤ、ハルガヤなどといったイネ科の雑草の花粉症《かふんしょう》が流行《はや》ります。

秋になるとブタクサなどのキク科の植物の花粉症《かふんしょう》が出てきます。

季節によって原因となる花粉が違《ちが》うのです。

「私はスギの時期は大丈夫《だいじょうぶ》だけれど、田植えの時期になると鼻炎《びえん》になるんです」という人は、もしかしたらイネ科の花粉症《かふんしょう》かもしれません。

また、北海道には、ほとんどスギ花粉症《かふんしょう》はありません。北海道には基本的にスギは自生していないからです。スギ花粉症《かふんしょう》の人は、「北海道はいいなぁ」と思うかもしれませんが、実は北海道には別の花粉症《かふんしょう》があるのです。シラカンバの花粉症《かふんしょう》です。

このように、場所や季節が変われば、花粉の種類も異なるのです。

●花粉症の原因となる主な植物と花粉の飛散時期

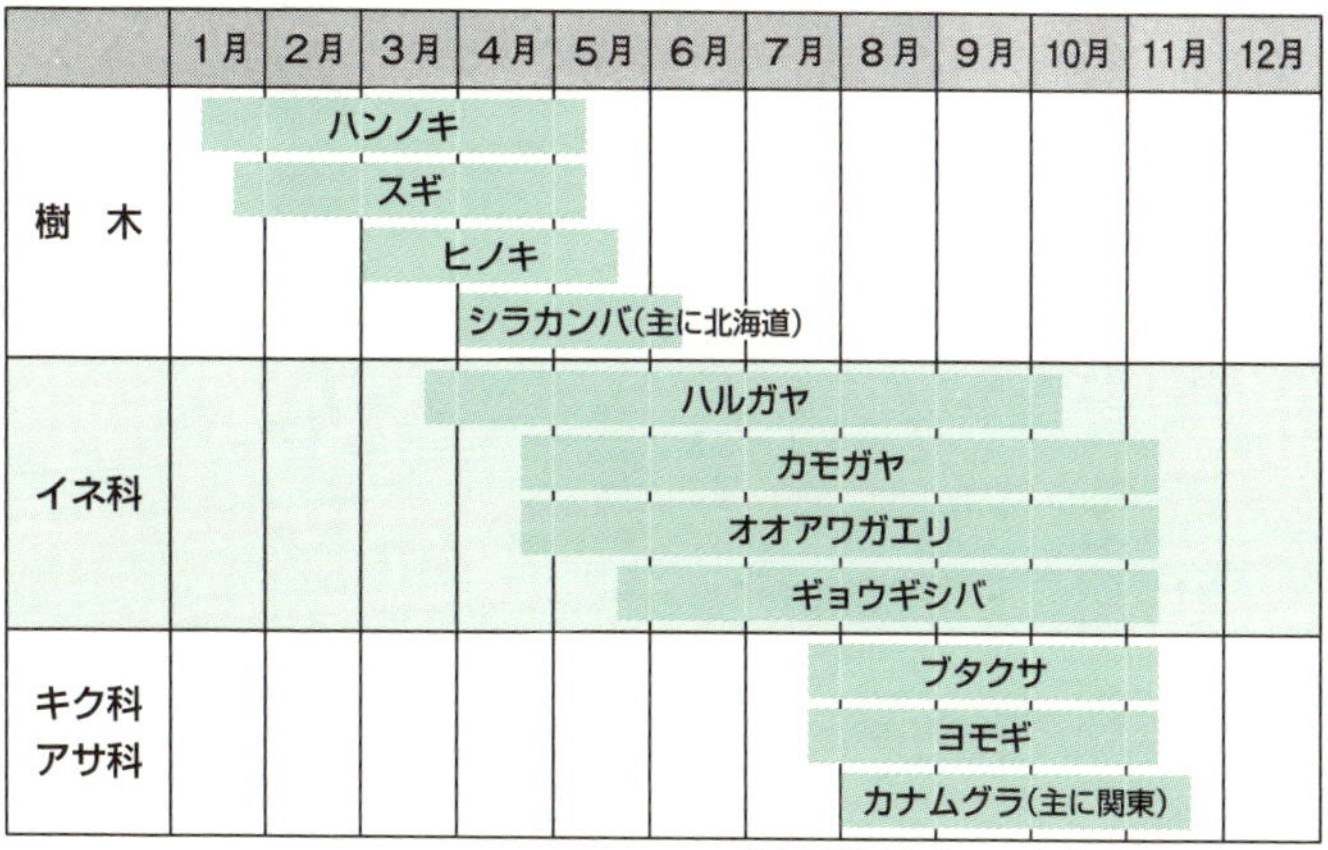

＊飛散時期は地域により若干異なります。

3

くしゃみ、鼻水、鼻づまり。本来は、体を守る大事な働きなのです

花粉症《かふんしょう》の人はもちろんですが、そうでない人でも、風邪《かぜ》を引いた時にはくしゃみ、鼻水、鼻づまりで、とても苦労すると思います。「ああ、こんなにつらいんだったら、鼻なんかなければいいのに」と思う人もあるかもしれません。

でも、鼻は、とっても大事な役目を果たしているんですよ。

鼻は外からの空気の取《と》り込《こ》み口《ぐち》なのです。「そんなんだったら口でもできるよ」という反論が返ってきそうですが、口にはできない大事な仕事をしているのです。

空気にはチリやホコリ、排気《はいき》ガスのような化学物質や細菌《さいきん》など、いろいろな異物が混じっています。それをそのまま吸《す》い込《こ》んでしまったら、肺炎《はいえん》などの病気になってし

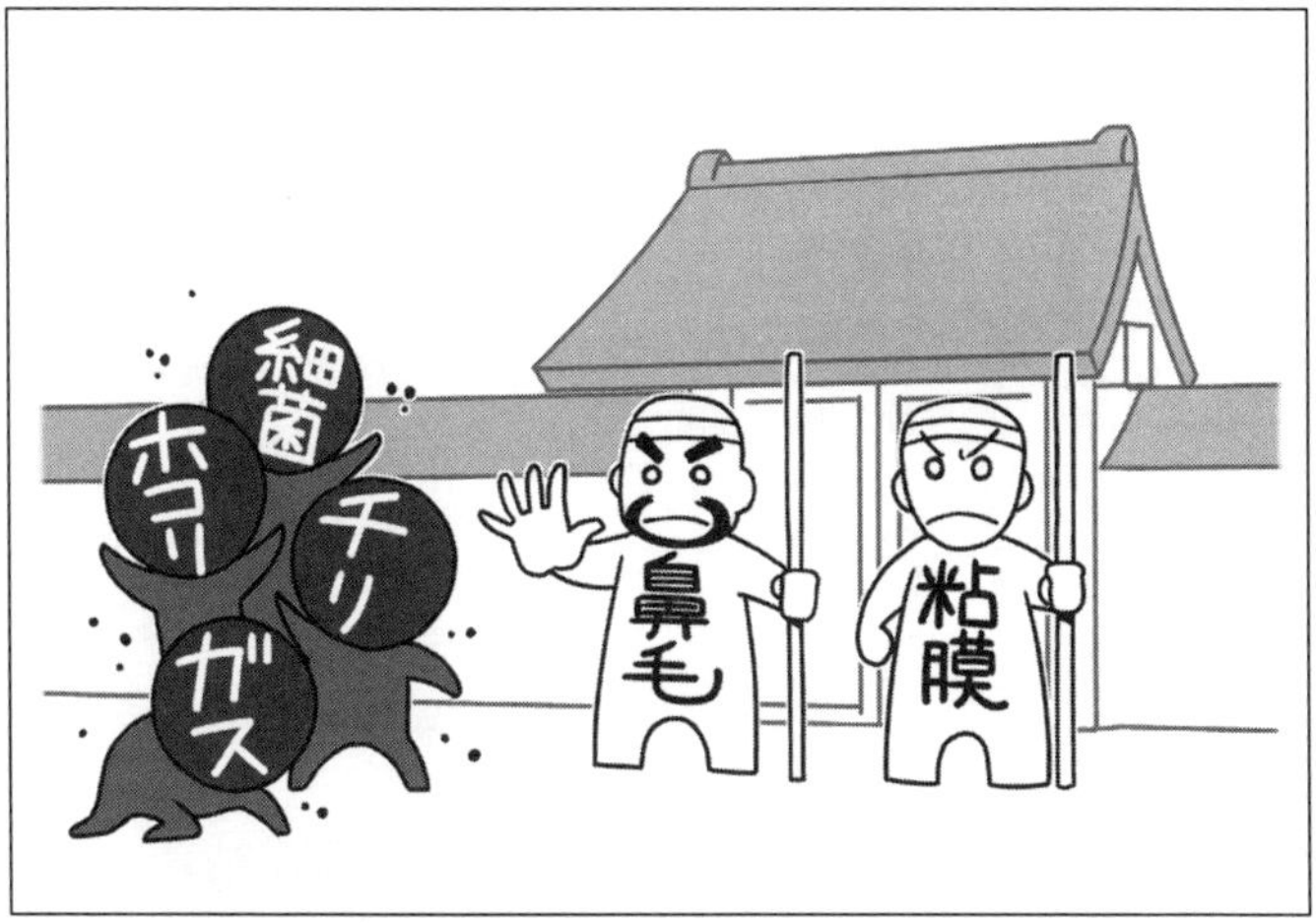

２人の門番が、異物の侵入をシャットアウトしている

まいます。そこで鼻には門番がいるのです。

第一の門番は鼻毛です。鼻毛で大きなゴミを捕《つか》まえます。鼻毛をすり抜《ぬ》けた小さな異物は、第二の門番である粘膜《ねんまく》にくっつくのです。粘膜《ねんまく》は粘液《ねんえき》というネバネバした液体で覆《おお》われていて、そこに異物がくっつきます。そして、粘膜《ねんまく》に生えている細かい毛のような物（線毛《せんもう》）が動いて、異物は粘液《ねんえき》とともに喉《のど》に送られてのみ込《こ》まれて、やがては体外へ出されるのです。

この二人の門番がいてくれるおかげで、私たちは外からの異物の侵入《しんにゅう》をシャットアウトしているのです。顔の真ん中で自慢《じまん》げに居座っている鼻も捨てたものではないでしょう。

実は、花粉症《かふんしょう》の症状《しょうじょう》であるくしゃみ、鼻水、鼻づまりも、この門番たちが働いている証拠《しょうこ》なのです。

異物が鼻の粘膜《ねんまく》にくっつくと、粘膜《ねんまく》の下にある神経が刺激《しげき》されて、くしゃみが起こります。くしゃみをすることで、勢いよく異物を外に飛ばすのです。

鼻水がだらだら出るのは、異物を鼻水で洗い流そうとしているためです。

そして、粘膜《ねんまく》が腫《は》れるのは、鼻の通りを悪くして、これ以上異物を中に入れないようにしているのです。

そもそも健康な人でも、一日に一リットルから一・五リットルもの鼻水が作られているのです。そのうちの半分は、鼻の中の湿度《しつど》を保ったり、鼻の中に入った異物や細《さい》菌《きん》を洗い流したりするために使われます。残りの半分は、鼻の後ろから喉《のど》に流《なが》れ込《こ》んでのみ込《こ》んでしまいます。

くしゃみ、鼻水、鼻づまりは、本来は私たちを守ってくれている門番の大事な仕事の結果なのです。ですから、ある程度は必要なことなのです。しかし、それが強く現れて、ずっと続くと、あの嫌《いや》な症状《しょうじょう》になってしまうのです。

コラム
鼻は体の精密ラジエータ

鼻の大事な役目に保湿《ほしつ》と保温があります。

特に日本は季節の変化がはっきりしています。暑くてじめじめした夏の日もあれば、寒くてカラカラした冬の日もありますが、鼻があるおかげで、どんな時でも、最適な湿度《しつど》で最適な温度の空気が肺の中に流《なが》れ込《こ》んでいきます。

もし冷たい乾燥《かんそう》した空気が肺の中に直接入っていったら、風邪《かぜ》を引いたり、肺炎《はいえん》になりやすくなったりします。そうならないために、鼻の中の粘膜《ねんまく》はでこぼこになっています。そして、粘膜《ねんまく》にはたくさんの毛細血管が張《は》り巡《めぐ》らされています。それらの毛細血管によって、冷たい空気は温められ、粘膜《ねんまく》から出る鼻水で、乾《かわ》いた空気は適度な湿度《しつど》を持つようになっているのです。

まるで車のエンジンのラジエータのようですね。

4
鼻を、しっかり治療して、よい香りに包まれた幸せな生活を

今、和食が世界各地で注目されています。健康にもいいですし、おいしいですよね。「風味」といわれますように、和食の味を決めるうえで、香《かお》りはとっても重要です。ゆずの香《かお》り、しょうがの香《かお》り、磯《いそ》の香《かお》りなどなど、聞いているだけでよだれが出てきそうですね。

鼻の重要な役目には、匂《にお》いを感じるという役目もあります。

鼻の中の天井《てんじょう》にあたる部分（嗅裂《きゅうれつ》）には、匂《にお》いを感じる神経（嗅神経《きゅうしんけい》）があります。人間の体の中で、唯一《ゆいいつ》外界と接している神経が、この嗅神経《きゅうしんけい》です。だからこそ微妙《びみょう》な香《かお》りもかぎ分けることができるのですが、一方で、ちょっとした鼻の変化で匂《にお》いが

分かりづらくなりやすいのです。

花粉症《かふんしょう》やアレルギー性鼻炎《せいびえん》になって、鼻水が多く出たり、鼻の粘膜《ねんまく》がむくんで通りが悪くなったりすると、匂《にお》い物質が嗅神経《きゅうしんけい》まで届かなくなったり、嗅神経《きゅうしんけい》の働きが弱くなったりしてしまい、匂《にお》いが分かりづらくなるのです。

しっかり鼻の治療《ちりょう》をして、よい香《かお》りに包まれた、幸せな生活を送れるようになりましょう。

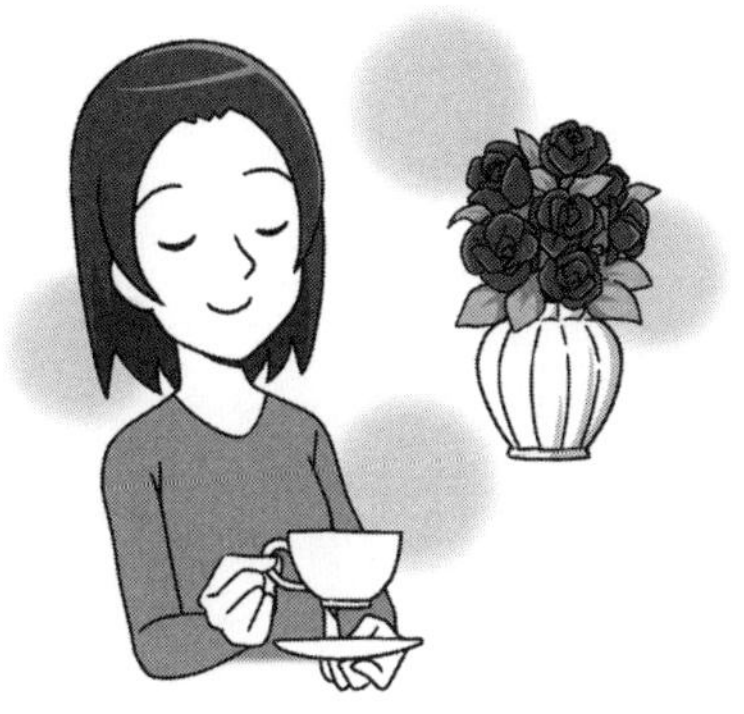

2章

花粉症・アレルギー性鼻炎

つらい症状が出てきたら、どうするの？

病院の受診から、自分でできる対策まで

1

あなたの鼻炎は、どこから？
原因を間違うと、治りません。まず、しっかりと診察を受けましょう

では、花粉症《かふんしょう》やアレルギー性鼻炎《せいびえん》に対する対策について説明しましょう。はやる気持ちがあるでしょうが、ここでちょっと待ってください。兵法で有名な孫子に「彼を知り己を知れば、百戦して殆《あや》うからず」という有名な言葉があります。戦う時に、敵についても味方についても情勢をしっかり把握《はあく》していれば、何度戦っても敗れることはないという意味です。アレルギーに対する戦略も一緒《いっしょ》です。

敵とは花粉やホコリのことです。

「スギの花粉は明日から本格的に飛ぶそうだ」

「今年の花粉は多く飛ぶみたいだ」

「ホコリは、こんな場所に多くたまりやすいんだな」

これはみんな敵を知ることです。これもとても大事なことです。しかし、これだけでは不十分なのです。敵を知ると同時に「己」を知らなければなりません。

病院で診察《しんさつ》をしていると、「私、アレルギーなんですよ」とか「私、昔から蓄膿《ちくのう》のけがあって……」という人が多いですが、よくよく聞いてみると、しっかり診断《しんだん》されていない場合が多いようです。

本当はスギ花粉症《かふんしょう》ではないのに、花粉症《かふんしょう》の治療《ちりょう》をしていてもよくはなりませんし、その逆もまたしかりです。

スギ花粉症《かふんしょう》だけだと思っていたら、実は夏の雑草の花粉症《かふんしょう》があったり、ホコリやダニのアレルギーも合併《がっぺい》していたりという方もけっこうあります。

まずは、あなたの鼻炎《びえん》は何が原因なのかを知ることが大事です。

耳鼻咽喉科《じびいんこうか》では、鼻炎《びえん》の原因をいろいろな方法で調べることができますので、受診《じゅしん》してみましょう。

敵を知り、己を知って、適切な対策を。

2

耳鼻咽喉科へ行ったら、まず、何を聞かれるのか。どんな検査を受けるのか

耳鼻咽喉科《じびいんこうか》に行ったら、どんな検査をするのでしょうか。少し紹介《しょうかい》しましょう。まずは「問診《もんしん》」です。医師は症状《しょうじょう》を聞けば、ある程度の診断《しんだん》がつきます。それくらい問診《もんしん》は大事です。

- **鼻水は「サラサラ」か、「ネバネバ」か**
- **鼻水の色は何色か**
- **鼻づまりやくしゃみの症状《しょうじょう》はどれくらいあるか**
- **鼻水などの症状《しょうじょう》は、いつひどくなるのか**

（朝や夜にひどくなる。食事をするとひどくなる。など）

・他に気になる症状《しょうじょう》はないか

以上の項目《こうもく》を、医師にしっかり伝えてください。

患者《かんじゃ》さんの症状《しょうじょう》をうかがって、鼻炎《びえん》が疑われた時には、鼻の中を診察《しんさつ》します。

鼻の中を見れば、より診断《しんだん》は絞《しぼ》られてきます。

ダニやホコリで年中アレルギー性鼻炎《せいびえん》のある人は、鼻の粘膜《ねんまく》が白くむくんでいますし、花粉症《かふんしょう》の人は、症状《しょうじょう》がある時には赤く腫《は》れていることが多いです。

蓄膿《ちくのう》などの他の病気が考えられる場合は、必要であればファイバー（内視鏡）を使って奥《おく》のほうまでのぞいたり、レントゲンや

●症状の程度の目安

（『鼻アレルギー診療ガイドライン―2013年版』より）

種　類	程　度				
	++++	+++	++	+	−
くしゃみ発作（1日の平均発作回数）	21回以上	20〜11回	10〜6回	5〜1回	+未満
鼻　汁（1日の平均鼻かみ回数）	21回以上	20〜11回	10〜6回	5〜1回	+未満
鼻　閉	1日中完全につまっている	鼻閉が非常に強く、口呼吸が1日のうち、かなりの時間あり	鼻閉が強く、口呼吸が1日のうち、時々あり	口呼吸は全くないが鼻閉あり	+未満
日常生活の支障度*	全くできない	手につかないほど苦しい	（+++）と（+）との間	あまり差し支えない	+未満

＊日常生活の支障度：仕事、勉学、家事、睡眠、外出などへの支障

ＣＴなどを撮《と》ったりすることもあります。
アレルギー性鼻炎《せいびえん》の検査には、次のようなものがあります。

◆採血検査

血液の中に、アレルギー反応《はんのう》を引き起こすIgE（アイ・ジー・イー）という抗体《こうたい》がどれくらいあるかを調べます。また、原因となっている物質ごとの抗体《こうたい》の量も分かるので、具体的にダニやホコリ、花粉のどれが鼻炎《びえん》の原因になっているかが分かります。

◆鼻汁検査《びじゅうけんさ》

鼻水を綿棒で少しぬぐって、顕微鏡《けんびきょう》で見る検査です。鼻水の中に好酸球《こうさんきゅう》という細胞《さいぼう》が多く見られれば、アレルギー性鼻炎《せいびえん》と診断《しんだん》します。

◆スクラッチテスト、皮内《ひない》テスト

花粉などの原因物質の含《ふく》まれたエキスを少しだけ注射したり、皮膚《ひふ》に塗《ぬ》ったりして、赤く腫《は》れてくるかどうかを見るテストです。赤く腫《は》れてくれば、アレルギー反応《はんのう》が陽性ということです。

◆鼻粘膜誘発《びねんまくゆうはつ》テスト

鼻の中に、花粉などの原因物質が含《ふく》まれた小さなろ紙を入れて、くしゃみ・鼻水・鼻づまりの症状《しょうじょう》が出るかどうかを調べます。

ここで気をつけなければならないのは、一つの検査だけが陽性だからといって、必ずしもアレルギー性鼻炎《せいびえん》と診断《しんだん》されるのではないということです。これらのいくつかの検査を総合して、アレルギー性鼻炎《せいびえん》かどうか、また原因は何なのかということを診《しん》断《だん》するのです。

さて、診断《しんだん》がついたら、いよいよ対策の話に入りましょう。

3

スギ花粉の侵入を防ぐゴーグルやマスクの、正しい選び方

曇り止めゴーグル、化粧が落ちないマスクもあるよ

アレルギーに対するいちばんの対策は、原因物質を除去するということです。スギ花粉症《かふんしょう》の人であれば、スギ花粉にさらされないようにするということです。その対策として、ゴーグル（メガネ）やマスクがあります。花粉症《かふんしょう》の時期になると、店頭にたくさんのゴーグルやマスクが並びます。その特徴《とくちょう》をよく知って、自分に合った物を選びましょう。

大事なのは、花粉が目や鼻に入ってこないことです。ですから、ゴーグルはできるだけ上下左右にガードがついている物を選ぶのがよいでしょう。

マスクは、ぴったりフィットして、鼻と口を全《すべ》て覆《おお》うことのできる物がよいです。

よく口だけマスクをして、鼻を出している人がありますが、それでは効果はありません。しっかりブロックしましょう。

また、マスクとゴーグルを一緒《いっしょ》につけていると、息でゴーグルが曇《くも》ってしまって困るという話もよく聞きます。曇《くも》り止《ど》めのついたゴーグルを使うなどの工夫が必要です。

ゴーグルやマスクをつけると見た目が気になる、という人もあるかもしれません。また女性の方は、マスクで化粧《けしょう》が落ちてしまうということも心配になるでしょう。しかし、花粉が多く飛んでいる時期には背に腹は換《か》えられません。最近はオシャレなデザインの物もありますし、化粧《けしょう》が落ちないように工夫されたマスクもありますから、店頭でいろいろ見て選んでみてはいかがでしょうか。

※マスクの正しいつけ方については、128ページを参照してください。

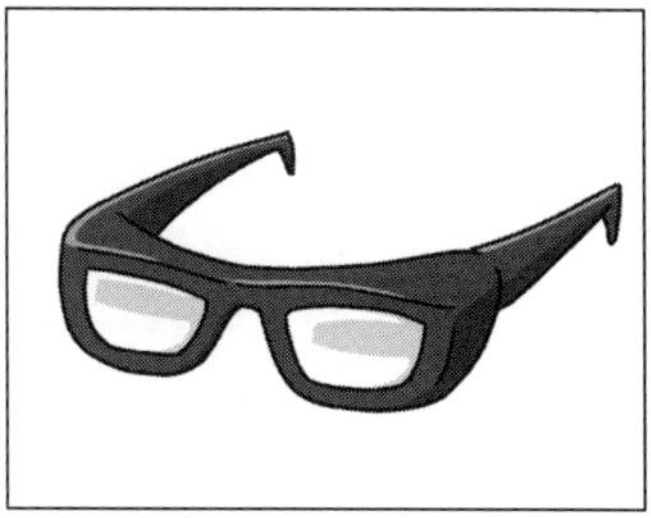

上下左右にガードがついているゴーグルがお薦め

4

「仕事上、ゴーグルやマスクは使えない……」そんな人に、簡単な花粉対策があります。なんと、ワセリンを塗るだけ

中には仕事上、ゴーグルやマスクをつけていられない人もあるでしょう。また、ゴーグルやマスクをつけられても、もっと花粉を遠ざけたいという人もあるかもしれません。

そんな人には、ワセリンがお薦《すす》めです。

ワセリンというのは、軟膏《なんこう》の基剤《きざい》（薬の主成分を溶《と》かす物）によく使われています。

薬局でも市販《しはん》されていて、値段も高くはありません。

このワセリンを目の周りや鼻の入り口に塗《ぬ》ると、花粉が目や鼻の中に入ってくるのを防ぐことができるのです。

ワセリンを塗《ぬ》ると、そこに花粉がくっついて、奥《おく》へ入っていかなくなります。また、花粉がワセリンで包まれることで、粘膜《ねんまく》の内へアレルギー物質が入りづらくなるのです。

薬局でも花粉をブロックする塗《ぬ》り薬《ぐすり》が売られていますが、成分はワセリンとほぼ同じです。コストパフォーマンスを考えれば、ワセリンでじゅうぶんだと思います。

さらに、ワセリンとマスク、ゴーグルを一緒《いっしょ》に使うことで、かなり花粉を防げるのではないかと思います。

ワセリンは、皮膚《ひふ》の保湿剤《ほしつざい》としてもよく使われる物で、目や鼻の中に少々入ってもあまり問題にはなりません。

（どんな薬や化粧品《けしょうひん》でもそうですが、ごくまれにワセリンでかゆみや湿疹《しっしん》などの過敏《かびん》症《しょう》を起こす場合もあります）

5

鼻がむずむず、鼻水も……
そんな時は「鼻うがい」が効く。
痛くありません、すっきりします！

花粉のひどい時には、鼻の中がむずむずして、鼻水もたくさん出て、「もう鼻を取り出して洗ってしまいたい」と思うかもしれません。そんなあなたにオススメなのが、「鼻うがい」です。

プールや海で水が鼻の中に入ってツーンとなったことを思い出して、「え！　そんなことできません」と思うかもしれません。実は、それは鼻に入った水がいけなかったのです。

以下の方法でやれば、鼻の中が痛くなることはありません。そして、鼻の中はすっきりすること間違《まちが》いありません。

まず洗浄液《せんじょうえき》を作りましょう。一リットルのぬるま湯（人肌《ひとはだ》くらいがよいです）に九グラム（小さじ一・五杯）の食塩を入れれば完成です。この塩分濃度《のうど》は体の成分と同じですし（生理食塩水といいます）、体温と同じ温度なので、しみることはありません。決して真水や濃《こ》い塩水を使ってはいけません。使用するぬるま湯は、一度沸《ふっ》騰《とう》し殺菌《さっきん》して、冷ました物がよいでしょう。

鼻うがいの方法は、二とおりあります。どちらかしやすい方法ですればよいと思います。

一つめの方法は、どんぶりを使う方法です。

もう一つの方法は、ドレッシングボトルを使う方法です。

最初は怖《こわ》いかもしれませんがこれをすると、かなり鼻の中はすっきりして症状《しょうじょう》が和《やわ》らぎます。

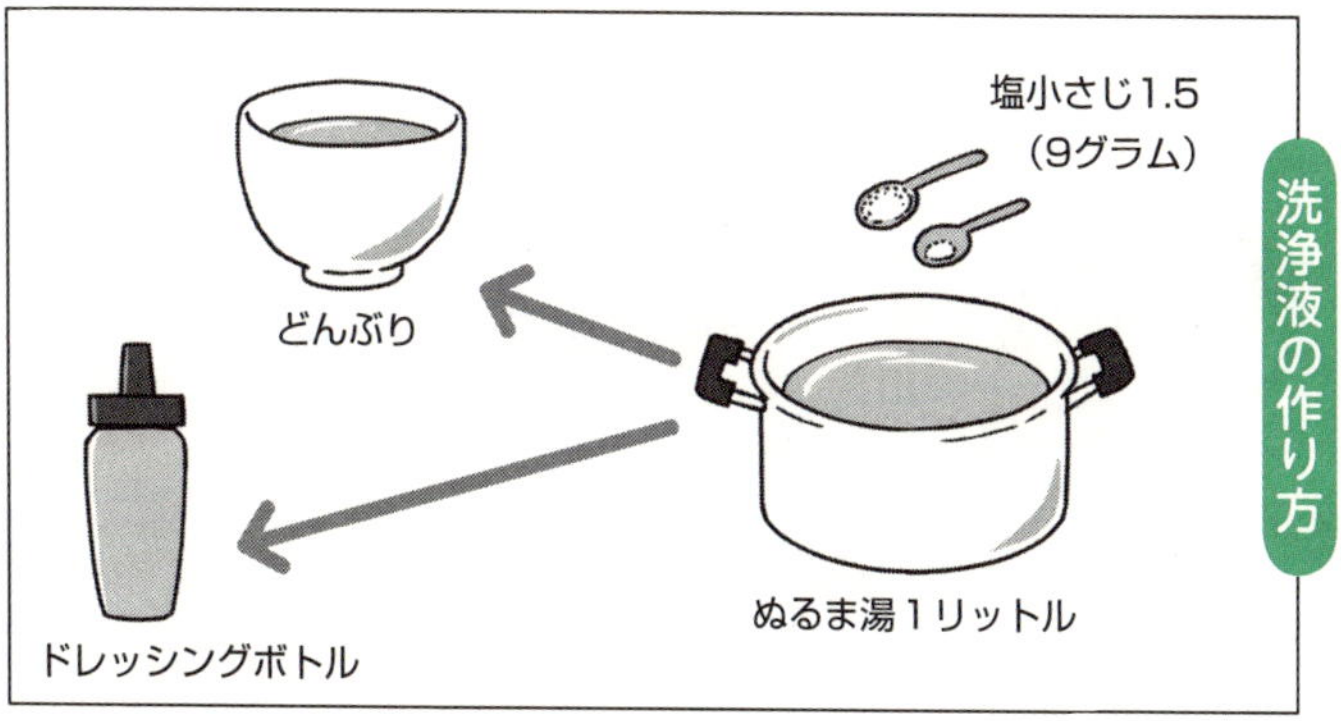

どんぶりを使う方法

①どんぶりに洗浄液《せんじょうえき》を入れます。洗面器でもよいですが、清潔なほうがいいので、きれいで洗いやすいどんぶりなどの食器がよいでしょう。

②鼻から水がこぼれて洋服や床《ゆか》がぬれることがあるので、タオルなどをかけておきます。

③どんぶりの洗浄液《せんじょうえき》に顔を近づけて、片方の鼻の穴を指で押《お》さえ、もう片方の鼻の穴から洗浄液《せんじょうえき》を吸《す》い込《こ》みます。飲《の》み込《こ》まないように、少しだけ息を止めましょう。

④洗浄液《せんじょうえき》から顔を外し、吸《す》い込《こ》んだ洗浄液《せんじょうえき》を鼻から出します。慣れてきたら、この時少しだけ上を向き、口の方へ水を落とし、口から水を吐《は》き出《だ》すようにするとより効果的です。

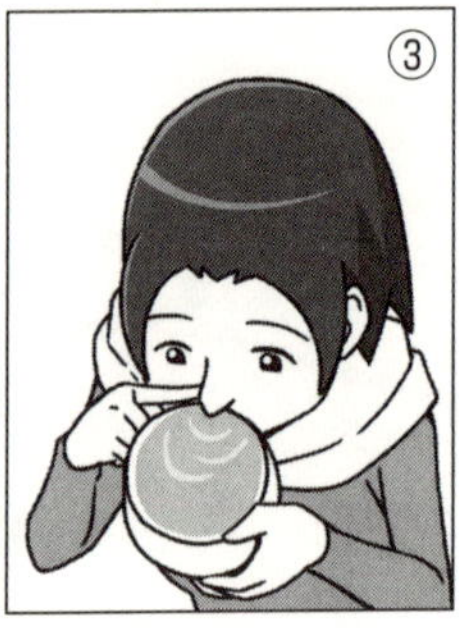

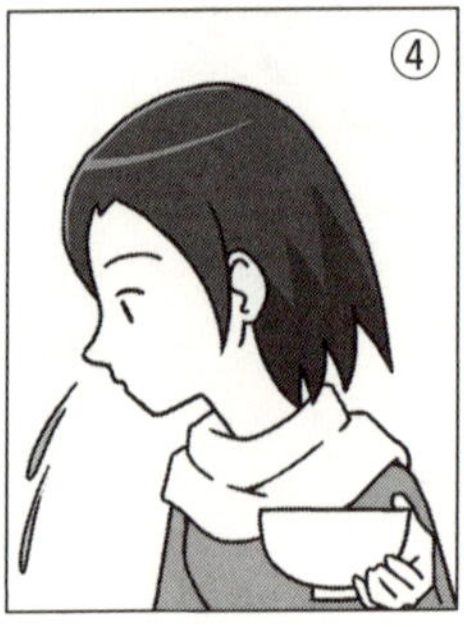

⑤もう片方の鼻も同じ要領で行《おこな》います。これを、三〜五回繰《く》り返《かえ》します。

⑥洗浄液《せんじょうえき》が鼻から出たら、軽く鼻をかみます。鼻の奥《おく》にたまっている物が出やすくなるでしょう。

ドレッシングボトルを使う方法

①ドレッシングボトルに洗浄液《せんじょうえき》を入れます。

②鼻から水がこぼれて洋服や床《ゆか》がぬれることがあるので、タオルなどをかけておきます。

③やや下を向き、片方の鼻を指で押《お》さえ、もう片方の鼻からノズルを利用して、ゆっくりと洗浄液《せんじょうえき》を注入します。この時、「えー」と声を出しながら行《おこな》うと、むせることなく口から洗浄液《せんじょうえき》が出てきます。

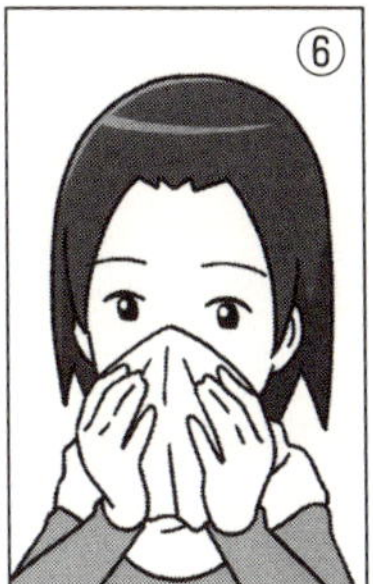

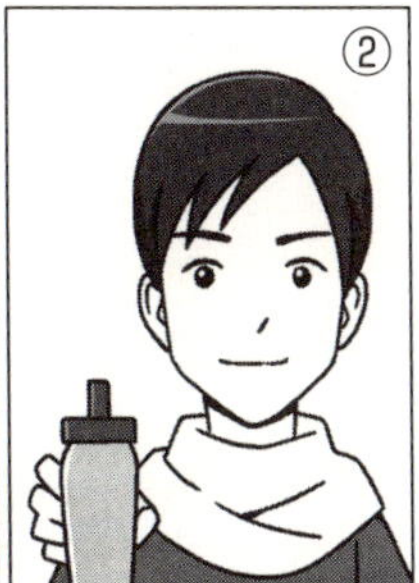

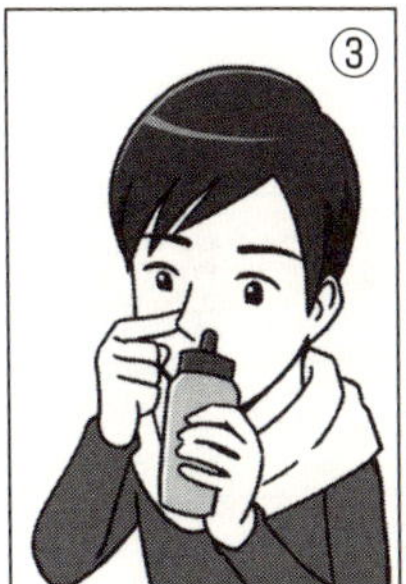

④もう片方の鼻も同じ要領で行《おこな》います。これを、三〜五回繰《く》り返《かえ》します。

⑤洗浄液《せんじょうえき》が鼻から出たら、軽く鼻をかみます。鼻の奥《おく》にたまっている物が出やすくなるでしょう。

洗浄液《せんじょうえき》を万が一飲《の》み込《こ》んでも、害はありませんが、洗浄中《せんじょうちゅう》に飲《の》み込《こ》む動作をすると、耳管《じかん》という穴から鼻の中の水が耳に逆流して、ごくまれに中耳炎《ちゅうじえん》になることもありますので、洗浄中《せんじょうちゅう》はごっくんと飲まないようにしてください。

6 鼻がつまったら、どうする? 電子レンジで、蒸しタオル。鼻に当てれば、すーっとよくなる

鼻がつまった時には、蒸しタオルがよいでしょう。

鼻の粘膜《ねんまく》は、ちょうどスポンジのような海綿体構造となっています。鼻炎《びえん》になると、そのスポンジに流《なが》れ込《こ》んだ血液が、流れ出ていかずにたまってしまうため、うっ血して鼻の粘膜《ねんまく》が腫《は》れ、鼻づまりになってしまうのです。

ですから、血行をよくすれば、鼻づまりは改善します。それに効果的なのが蒸しタオルです。

温かいお風呂《ふろ》に入ると全身の血行がよくなるように、鼻も温めれば血行がよくなります。蒸しタオルを使うことで、鼻の中が湿《しめ》って症状《しょうじょう》を和《やわ》らげる効果があります。

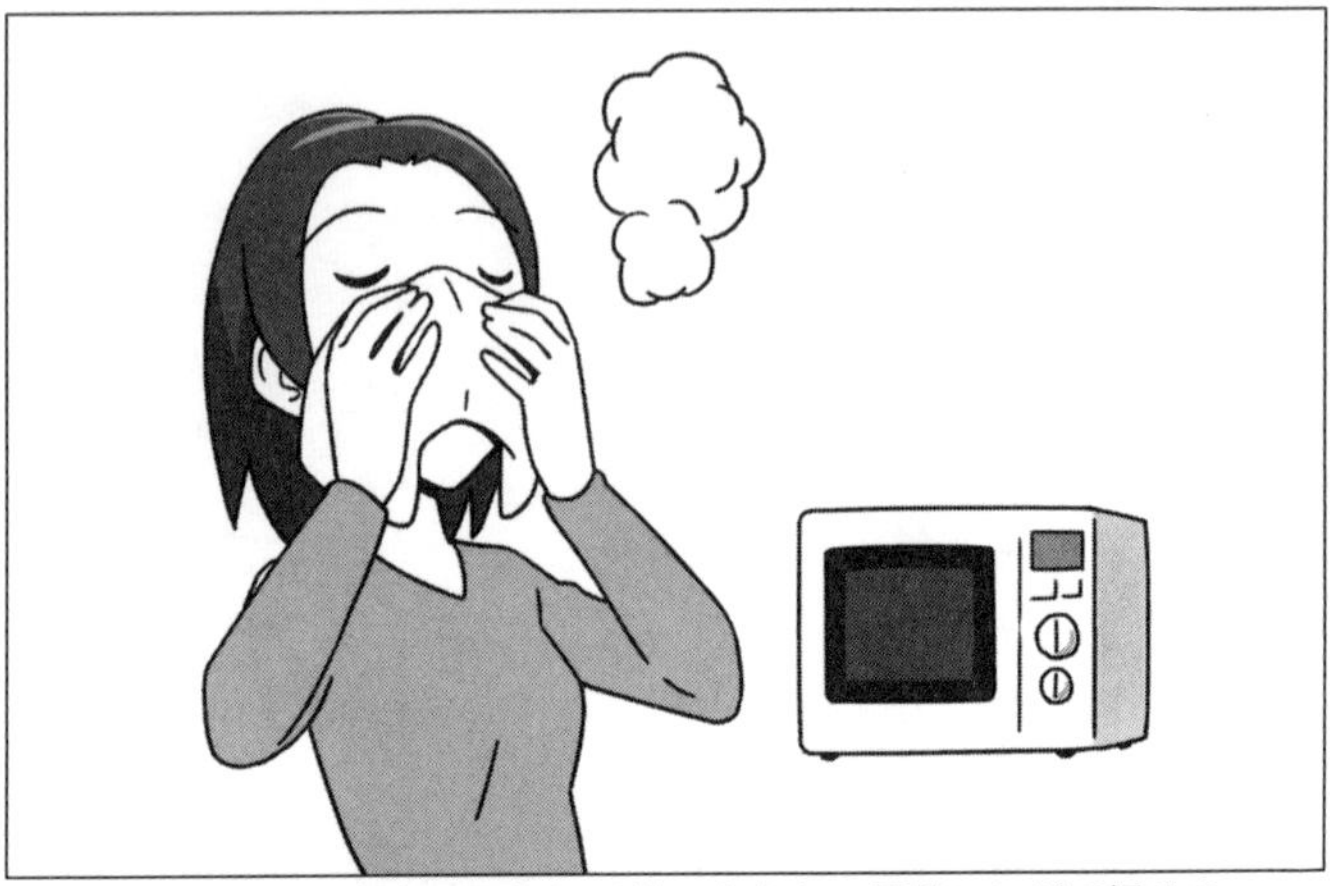

ハンドタオルを水でぬらして絞ったあと、電子レンジで温める

まずハンドタオルを水でぬらして絞《しぼ》ったあと、電子レンジで温めると、簡単に蒸しタオルができます。ただし、やけどをしないように注意してください。

電子レンジから出してすぐに使わずに、外に出して少し冷ましてから使用してください。

血行をよくするという点でいえば、お風《ふ》呂《ろ》やサウナも効果的です。当然のことながら、お風《ふ》呂《ろ》に入れば体についた花粉やホコリを洗い流すことができますし、しっかり湯船につかって、体を温めることで、血行がよくなり、鼻の通りもよくなります。

7

「鼻がつまって、眠れない！」ひどい時は、頭を高くして寝てみましょう

鼻の調子が悪くて病院に来られる人の中には、「特に夜寝《ね》る時に症状《しょうじょう》が悪化して、鼻がつまって眠《ねむ》れないんです」という人がけっこうあります。

実はこれは、自然に起こる生理的な出来事《できごと》なのです。

起きている時は、鼻のある頭は体よりも上のほうにありますが、横になって寝《ね》ている時には、頭は体と同じ高さにあります。重力の影響《えいきょう》を受けなくなった血液は、頭にとどまり、鼻の中の血液も、うっ血状態となるのです。そうすると鼻の粘膜《ねんまく》は膨《ふく》れてしまいます。

また寝《ね》ている時はリラックスして副交感神経が活発になるので、鼻水も多く出るよ

うになります。そうなると鼻の通りは悪くなり、ひどい時には眠《ねむ》れないほどになるのです。

そんな時には、今まで述べた対処法をやってみるのもよいでしょう。

それでもひどい時は、頭を高くして寝《ね》ると症《しょう》状《じょう》は改善します。

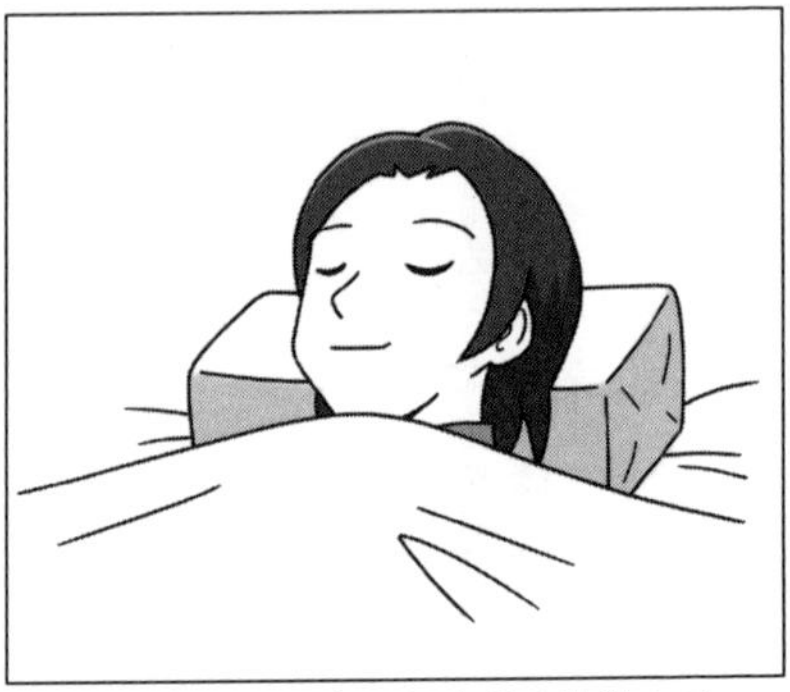

頭を高くして寝ると症状は改善する

8

アロマテラピーに、注目！リラックス効果だけでなく、鼻づまり改善に、高まる期待

鼻の粘膜《ねんまく》は、適度に湿《しめ》っているのがよいといわれています。乾燥《かんそう》していると粘膜《ねんまく》が荒《あ》れてしまったり、鼻水が固くなったりしてしまい、鼻の症状《しょうじょう》が悪化します。

そこで、鼻の中を湿《しめ》らせるために、ミストを吸入するのも一つの方法です。家庭でも手軽に使える吸入器がありますので、それを使えば毎日することができます。

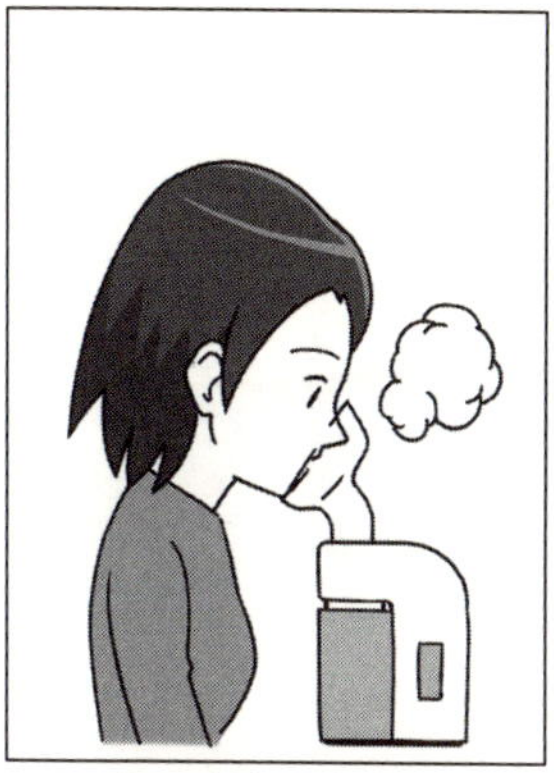
ミストを吸入する

この吸入をする時も、鼻うがいで紹介《しょうかい》した洗浄液《せんじょうえき》（生理食塩水）を使用するとよいでしょう。

また最近、注目されているのがアロマテラピーの効果です。アロマテラピーの効果についての科学的な検証は、まだこれからの課題ですが、芳香成分《ほうこうせいぶん》の香《かお》りが脳に伝わり、自律神経の働きを整えてリラックスする効果があるといわれています。

鼻の症状《しょうじょう》も自律神経で調節されていますので、アロマテラピーによって鼻の症状《しょうじょう》が改善する可能性があります。実際、アロマテラピーでアレルギー性鼻炎《せいびえん》の症状《しょうじょう》が緩和《かんわ》したという報告も見受けられます。

花粉症《かふんしょう》にはユーカリ、ローズマリー、ペパーミント、ラベンサラなどが効果があるといわれています。

◆ユーカリ

鼻風邪《はなかぜ》や花粉症《かふんしょう》による鼻づまり、喉《のど》の痛みなど気管支のトラブル対策に、効果があるといわれています。

◆ローズマリー

血液の循環《じゅんかん》がよくなる効果があります。この効果によって、鼻粘膜《びねんまく》をはじめ、体のむくみを取り除き、新陳代謝《しんちんたいしゃ》を促進《そくしん》します。

◆ペパーミント

気分をリフレッシュする効果があります。乗《の》り物酔《ものよ》いしてしまったり、花粉症《かふんしょう》や風邪《かぜ》で鼻がつまったりした時のイライラ感を改善します。

◆ラベンサラ

呼吸器系の痛みや炎症《えんしょう》を和《やわ》らげます。免疫力《めんえきりょく》を高め、感染症《かんせんしょう》を予防するともいわれています。

また、これらのアロマには、鼻づまりの原因となっている鼻水や粘液《ねんえき》を溶《と》かして体外に排出《はいしゅつ》する働きがある成分が含《ふく》まれています。香《かお》りをかぐことで、鼻水を溶《と》かす成分も一緒《いっしょ》に吸《す》い込《こ》むため、つらい鼻づまりに直接働きかけてくれることが期待できます。

先ほど述べたミストの効果も考え合わせると、症状緩和《しょうじょうかんわ》に効果的な方法は、お風呂《ふろ》に数滴《すうてき》アロマオイルを垂らして、蒸気と一緒《いっしょ》に吸入するのがよいようです。

9

家に帰ったら、まずやるべきこと

玄関で服をはたいて、花粉を室内へ持ち込まない。うがい、手洗いも効果大

花粉症《かふんしょう》の症状《しょうじょう》を和《やわ》らげるには、花粉を室内に持《も》ち込《こ》まないことが大事です。最近の家は、昔の家と比べて防音、防湿《ぼうしつ》、保温性が高く、気密性が高くなり住みやすくなったのですが、一方で、持《も》ち込《こ》まれた花粉はいったん中に入ると外に出にくくなってしまいました。

外から帰ってきた時、まず玄関先《げんかんさき》で服をはたいて、服についた花粉を落としましょう。それで室内への花粉の持《も》ち込《こ》みをかなり減らすことができます。

そして、家の中に入ったら、手洗いとうがいをしましょう。花粉も洗い流せて、風《か》

邪《ぜ》の予防にもなりますので、一石二鳥ですね。しかも、心掛《こころが》ければいつでも気軽にできることです。

うがいの効用には、花粉やウイルス、細菌《さいきん》を洗い流すという効果だけではなく、粘《ねん》膜《まく》を潤《うるお》す効果があります。粘膜《ねんまく》が乾燥《かんそう》すると、喉《のど》がいがらっぽくなったり、ネバネバしたりして、違和感《いわかん》を覚えます。ちょっとうがいをして潤《うるお》すだけで、症状《しょうじょう》は和《やわ》らぎます。

うがい薬を使用してもよいですが、普通《ふつう》の水でじゅうぶんです。

花粉症《かふんしょう》の症状《しょうじょう》には、喉《のど》の症状《しょうじょう》も実はあるのです。花粉症《かふんしょう》の時期になるとセキが出る、喉《のど》がイガイガするという人はけっこうあります。これが喉《のど》のアレルギー症状《しょうじょう》です。そんな症状《しょうじょう》にも、うがいが有効です。

また、空気清浄機《くうきせいじょうき》も有効に活用しましょう。部屋《へや》の広さよりも少し大きい部屋用《へやよう》の空気清浄機《くうきせいじょうき》を使えば、より効率的に花粉やホコリを除去できます。

10

布団が、ダニの最大のすみか！

ダニ退治には、外に干すより、布団乾燥機が効果的。カーペットや掃除機の選び方も大切

ダニやホコリによる通年性アレルギー性鼻炎《せいびえん》の人の場合、特に大事になってくるのが、部屋《へや》の掃除《そうじ》です。

ダニの温床《おんしょう》となっている場所は、大きく三カ所あります。

布団、畳《たたみ》、カーペットです。

特に布団が最大のすみかといってもいいと思います。人生の三分の一は布団の中で過ごしているのが私たちですから、布団の中のダニをいかに除去するかが大事です。

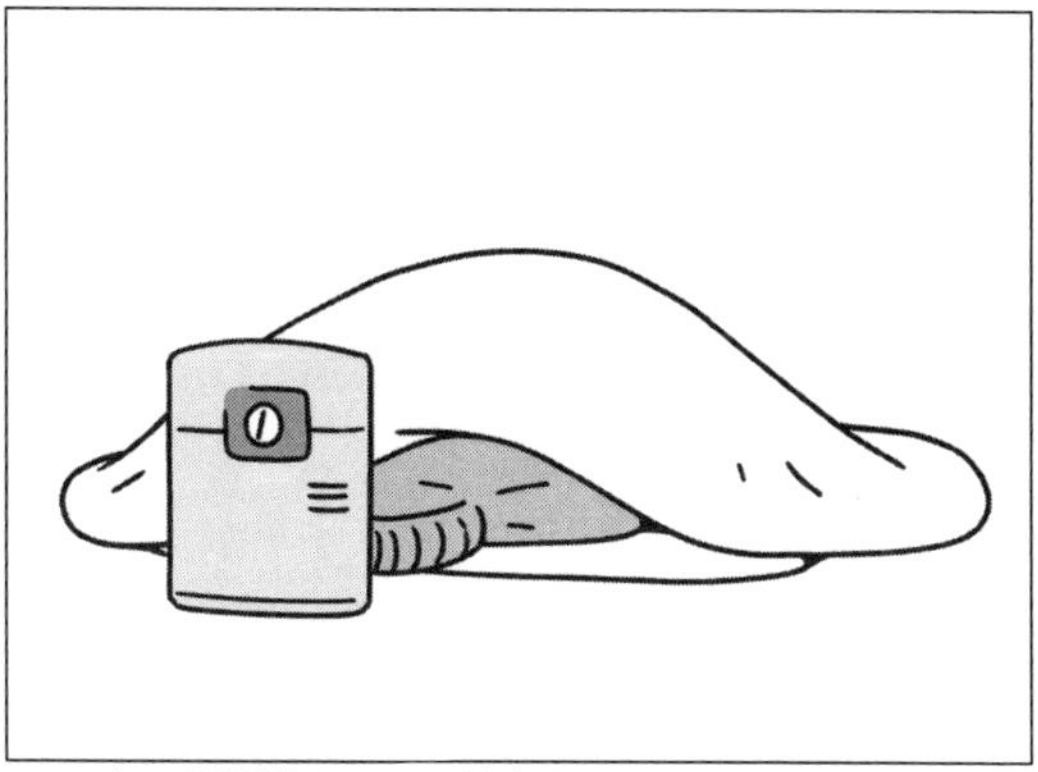

布団乾燥機のほうが効率的にダニを退治できる

まず、天日に干したり、布団《ふとん》乾燥機《かんそうき》を使ったりすることで、ダニをある程度退治することができます。ダニは五〇度の温度に二十分さらされると死滅《しめつ》するといわれています。また、ダニは乾燥《かんそう》に弱く、湿度《しつど》が五〇パーセント以下になると生きていけないそうです。

ですから、確実に温度を上げて乾燥《かんそう》できる布団乾《ふとんかん》燥機《そうき》のほうが、効率的にダニを退治することができるでしょう。

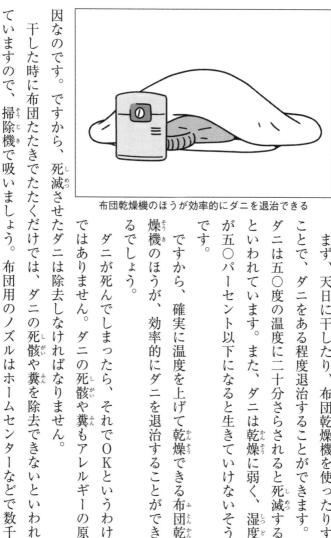

ダニが死んでしまったら、それでOKというわけではありません。ダニの死骸《しがい》や糞《ふん》もアレルギーの原因なのです。ですから、死滅《しめつ》させたダニは除去しなければなりません。

干した時に布団たたきでたたくだけでは、ダニの死骸《しがい》や糞《ふん》を除去できないといわれていますので、掃除機《そうじき》で吸いましょう。布団用のノズルはホームセンターなどで数千円で売っていますので、それを使ってダニの死骸《しがい》や糞《ふん》をしっかり吸い取りましょう。

※スギなどの花粉症《かふんしょう》の人は、花粉が飛んでいる時期には、布団を外に干さないようにしましょう。花粉が布団についてしまい、症状《しょうじょう》を悪化させてしまいます。

カーペットもダニのすみかになりやすい場所です。特に、畳《たたみ》の上にカーペットを敷《し》いている場合は注意が必要です。カーペットの下は湿気《しっけ》がたまりやすく、そのために畳《たたみ》にダニが繁殖《はんしょく》しやすくなります。

できればカーペットの上には家具を置かず、定期的にカーペットを外して、下の畳《たたみ》の掃除《そうじ》をすることをお勧《すす》めします。

またカーペットの素材によってもダニの繁殖《はんしょく》のしかたが変わります。化学繊維《かがくせんい》とウールを比べると、ウールのほうが吸水力があるので、ウール製のカーペットはすぐに湿度《しつど》が上がり、ダニが繁殖《はんしょく》しやすいようです。

毛足の長い物よりも短い物、毛と毛が密集している物よりもすき間のある物のほうが、ダニが繁殖《はんしょく》しづらいです。

最後に、掃除機《そうじき》選びも重要です。せっかく吸ったダニやホコリが、排気口《はいきこう》からまた出てしまっては、元も子もありません。フィルター機能のある物や、排気《はいき》の少ない物を選ぶとよいでしょう。

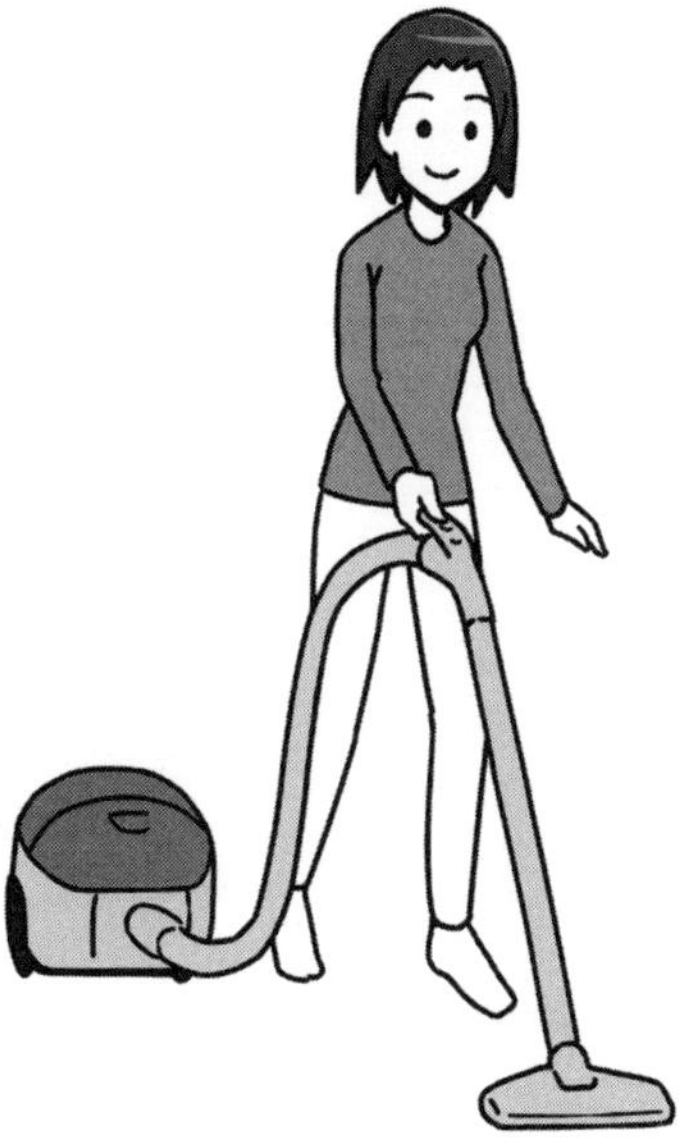

3章

「症状を和らげる」治療から、「アレルギー体質を治す」最新治療まで

病院、薬局の活用と、副作用や危険度の知識

1

花粉症、アレルギー性鼻炎どのようなタイミングで、病院へ行ったらいいのか

アレルギー性鼻炎《せいびえん》や花粉症《かふんしょう》の三大症状《しょうじょう》は、くしゃみ・鼻水・鼻づまりです。そんな症状《しょうじょう》が出た時、どのようなタイミングで病院に行ったらいいのでしょうか。

くしゃみ・鼻水・鼻づまりの症状《しょうじょう》が出ても、慌《あわ》てる必要はありません。ちょっと空気が冷たくなったり、湿度《しつど》が変化したりするだけでも一時的に症状《しょうじょう》は出てきますし、放っておいても治るような風邪《かぜ》の症状《しょうじょう》かもしれません。よっぽどひどくなければ、まず一週間ほど様子を見るのがよいでしょう。通常、鼻《はな》風邪《かぜ》なら一週間もたてば治まるのが普通《ふつう》です。

一週間たっても症状《しょうじょう》が続く場合、あるいは悪くなってくる場合には、耳鼻咽喉科《じびいんこうか》を受診《じゅしん》してください。

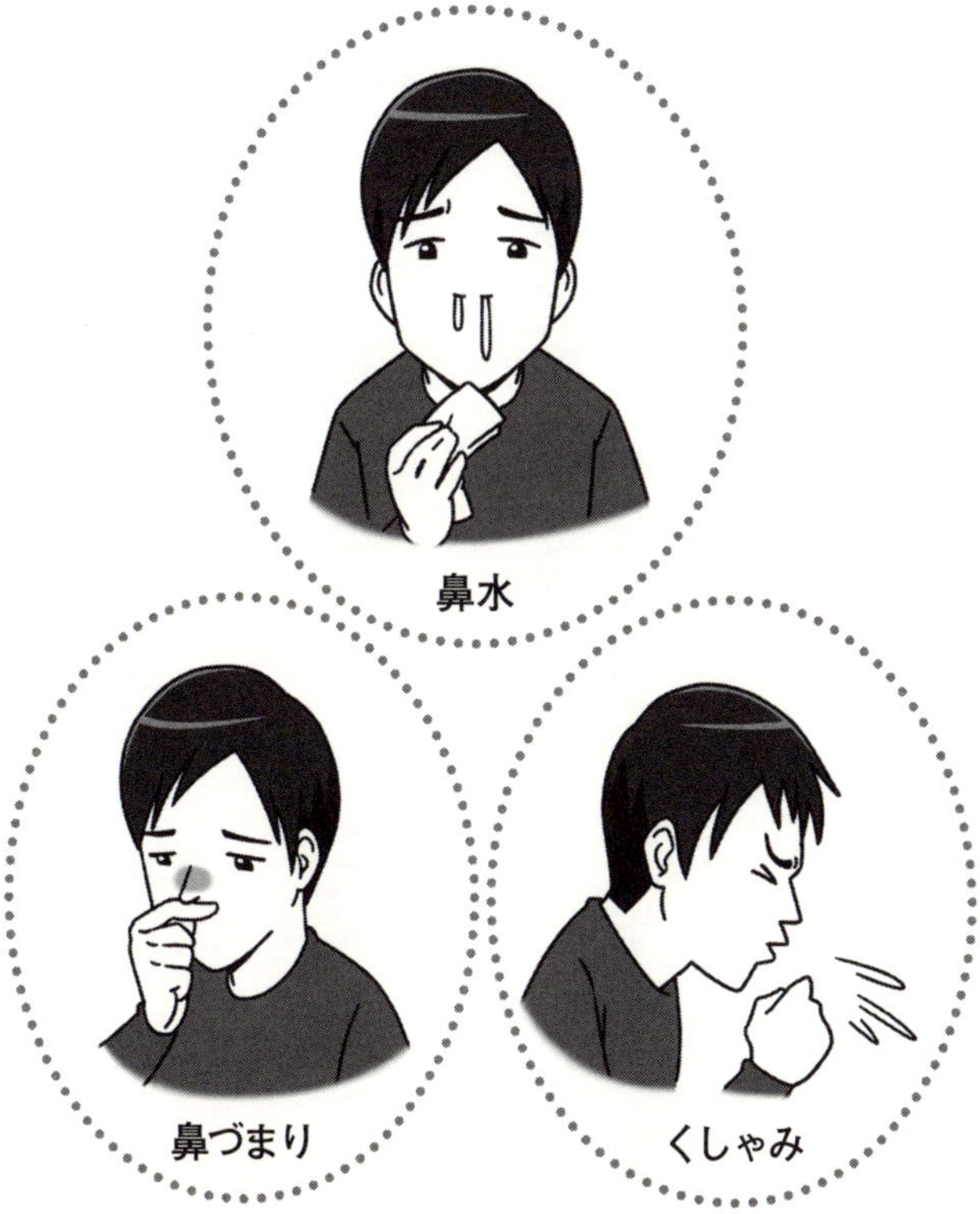

アレルギー性鼻炎の三大症状

2

「どうせ治らないんだ」とあきらめないで！医師に症状を伝えて、自分に合った薬を見つけましょう

アレルギー性鼻炎《せいびえん》の薬にはいろいろな種類があります。

アレルギー性鼻炎《せいびえん》のアレルギー反応《はんのう》は、鼻の粘膜《ねんまく》の中で主に起こりますが、図に示すように、いろいろな反応《はんのう》が起こって、結果的にくしゃみや鼻水、鼻づまりの症状《しょうじょう》が起きているのです。図の細かい内容は、気にする必要はありませんが、とっても複雑なんだということが分かっていただけると思います。

アレルギーの薬は、これらの反応《はんのう》をいろいろな場所でブロックするので、いろいろな種類の薬があるのです。

このような複雑なアレルギー反応《はんのう》の中で、いちばん重要な役割を果たしているのは

アレルギー反応の仕組み

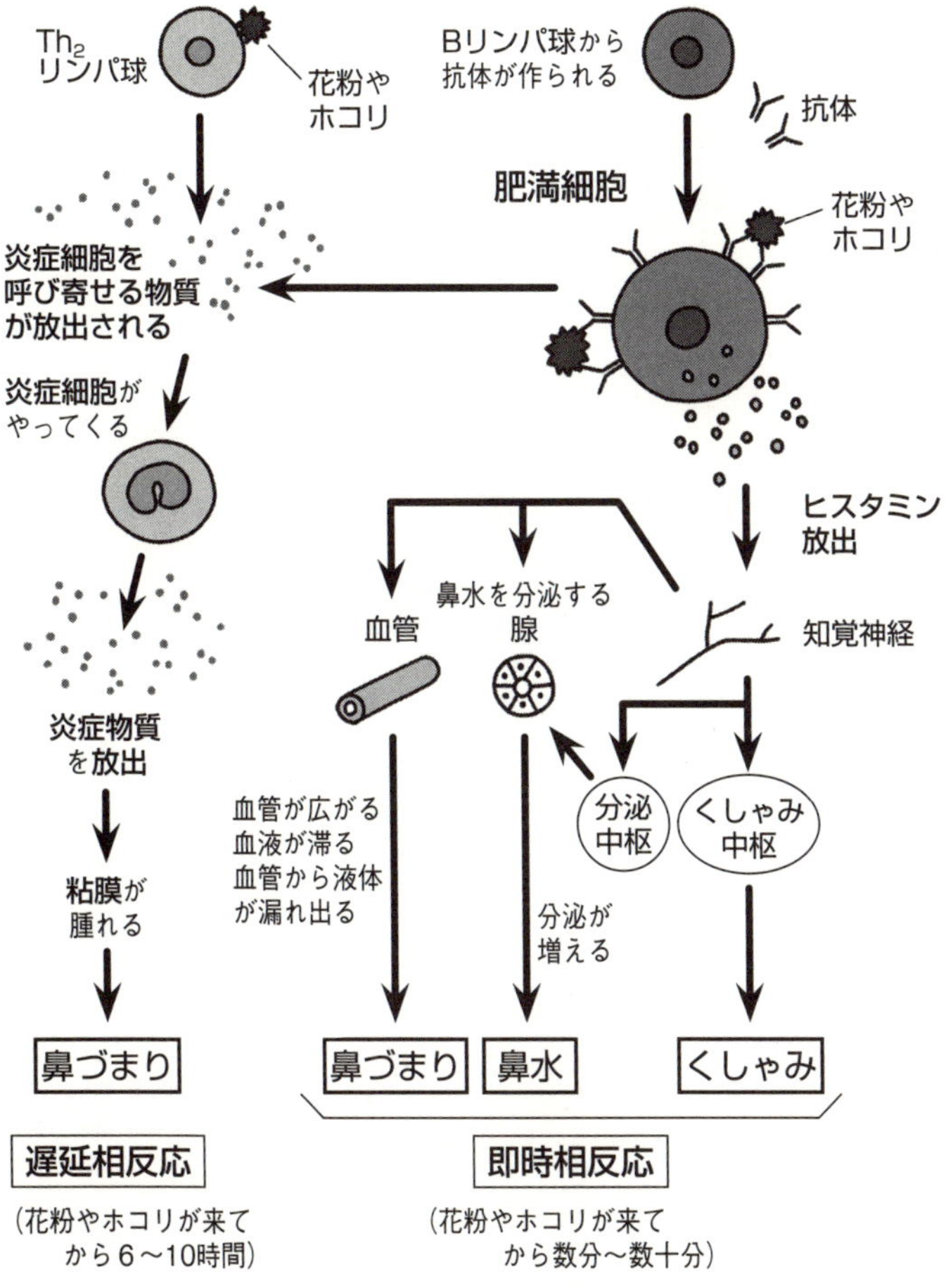

これらを繰り返すことで、症状が悪化したり、
症状が出やすくなったりする

「ヒスタミン」です。ですから、アレルギー薬の主役もヒスタミンの働きを抑《おさ》える「抗《こう》ヒスタミン薬」です（ヒスタミンについての解説は、16ページを参照してください）。

抗《こう》ヒスタミン薬には昔からある「第一世代」と、新たに開発された「第二世代」があります。

第一世代の抗《こう》ヒスタミン薬は、くしゃみや鼻水はよく止まるのですが、眠気《ねむけ》が強く出やすく、また口が渇《かわ》く、胸《むね》やけなどの副作用が出やすいといわれています。使ってはいけない薬ではないのですが、使いづらい薬です。

このような第一世代の問題点ができるだけ少なくなるように、そして効果も強くなるように新たに作られたのが第二世代です。ですから、今はアレルギー治療《ちりょう》の中心は第二世代抗《こう》ヒスタミン薬です。

日本鼻科学会が定めたガイドラインでも、アレルギー性鼻炎《せいびえん》の治療《ちりょう》は、第二世代抗《こう》ヒスタミン薬を中心にして、それに他ののみ薬や、点鼻薬を組み合わせる治療《ちりょう》が推奨《すいしょう》されています。

では、抗《こう》ヒスタミン薬だけで治療《ちりょう》はじゅうぶんなのでしょうか？

必ずしもそうではありません。先ほど図で示したように、アレルギー反応《はんのう》は複雑なのです。中には抗《こう》ヒスタミン薬だけで症状《しょうじょう》が緩和《かんわ》される人もありますが、抗《こう》ヒスタミン薬に他の薬を重ねて、複雑な反応《はんのう》をいろいろな場所でブロックすることで、症状《しょうじょう》がうまく緩和《かんわ》される場合があります。

一回処方してもらって、その薬が効かなかったからといって、「どうせ治らないんだ」とあきらめる必要はありません。かかりつけの医師に症状《しょうじょう》をしっかり伝えて、それに応じた薬を出してもらい、自分に合った薬を見つけていくことが大事です。

※巻末に代表的な商品名を記載《きさい》しましたので、参考にしてください。

3

薬局でアレルギー薬を買う時の注意点
二種類以上の薬や、風邪薬と一緒にのむと副作用が出やすくなる

最近は、病院に行かなくても薬局でいろいろな薬を手に入れられるようになりました。アレルギーの薬もしかりです。

これらの市販薬《しはんやく》は、症状《しょうじょう》が出始めの軽い段階で使う薬と考えてください。

市販薬《しはんやく》を一週間内服しても症状《しょうじょう》が改善しない場合や、症状《しょうじょう》がいろいろあって一つの薬では改善しない場合には、耳鼻咽喉科《じびいんこうか》を受診《じゅしん》して、薬を処方してもらったほうがよいでしょう。

症状《しょうじょう》が改善しないからといって、二種類以上の市販薬《しはんやく》をのむのはオススメしません。市販薬《しはんやく》の中には、いろいろな成分が混ざって入っている物がありますので、二つ以上のむと同じ成分が重なってしまい、量が増えてしまうことがあります。そうなると、副作用が出てきやすくなります。

また、アレルギー薬以外でも、風邪薬《かぜぐすり》の中に抗《こう》ヒスタミン薬が含《ふく》まれていることが多いので、アレルギーの薬と風邪薬《かぜぐすり》を一緒《いっしょ》にのんで、抗《こう》ヒスタミン薬の副作用が出てしまうこともあります。

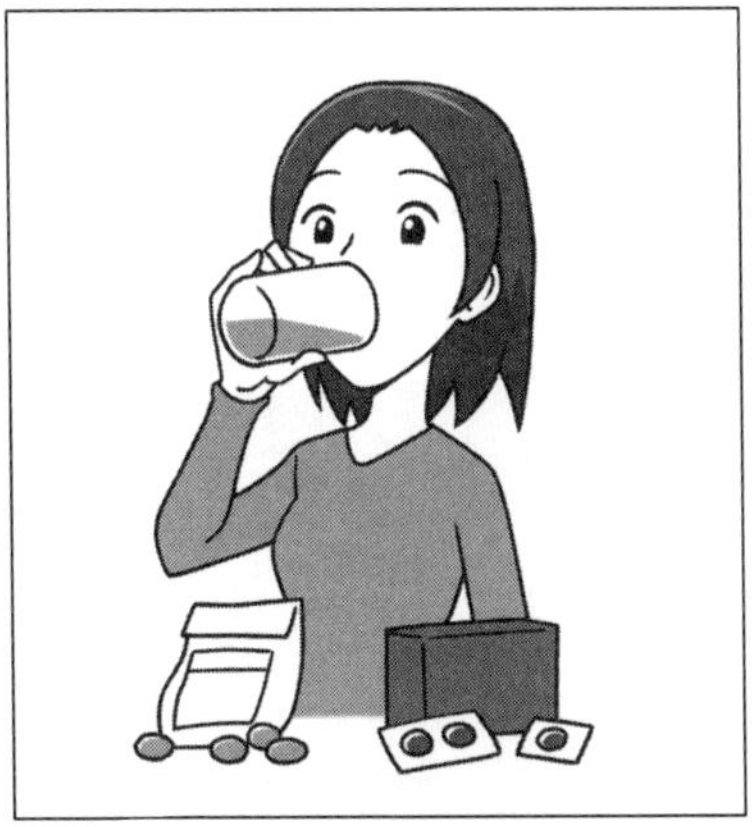

2種類以上の市販薬をのむ時は要注意

薬局で薬を買う時には、必ずお店にいる薬剤師《やくざいし》さんに相談するようにしましょう。

市販薬《しはんやく》と病院処方薬のいちばん大きな違《ちが》いは、医師や薬剤師《やくざいし》などの専門家が、症状《しょうじょう》を聞きながら薬の成分をしっかり調整できる点にあります。

病院をうまく利用して、あなたの体や症状《しょうじょう》にいちばん合った薬を探しましょう。

4 毎年、同じ時期に花粉症になる人へ
症状が出る前から、アレルギー薬をのみ始めましょう

花粉症《かふんしょう》の薬は、いつからのみ始めるのがよいのでしょうか。

症状《しょうじょう》が出てからのめばよいという考え方もありますが、最近は「初期療法《しょきりょうほう》」といって、症状《しょうじょう》が出る前からのみ始めると、より効果的だといわれています。

例えば、スギ花粉症《かふんしょう》であれば、スギ花粉が飛び始めるのは二月上旬《じょうじゅん》から中旬頃《ちゅうじゅんごろ》です（地域によって差があります）。最初は飛散量が少ないので、症状《しょうじょう》はあまり出てきません。花粉がたくさん飛んで症状《しょうじょう》が強くなってくるのは三月に入ってからです。

三月に入って症状《しょうじょう》が本格的に出てきてから薬をのむよりも、二月から薬をのんだほうが、症状《しょうじょう》の強い期間を短くすることができ、ピーク時に使う薬の量を減らすことが

できるといわれています。

花粉が本格的に飛んで、症状《しょうじょう》が出た頃《ころ》には、鼻の中のアレルギーの炎症《えんしょう》は、すでに盛んになっています。ちょうどたき火の火が燃えさかっている状態です。そんな時に水を少しかけてもなかなか火は消えません。

一方で、まだ火が本格的に燃えていないうちに水をかければ、火の勢いは弱まりやすいように、まだ炎症《えんしょう》が強くない時期に薬をのみ始めると、症状《しょうじょう》を効果的に和《やわ》らげることができるのです。

すでに花粉症《かふんしょう》と診断《しんだん》がついて、毎年同じ時期に症状《しょうじょう》が現れる人は、花粉の飛散時期をよく知って、症状《しょうじょう》がまだ出ていなくても、花粉が飛び始める頃《ころ》から内服を始めるとよいでしょう。

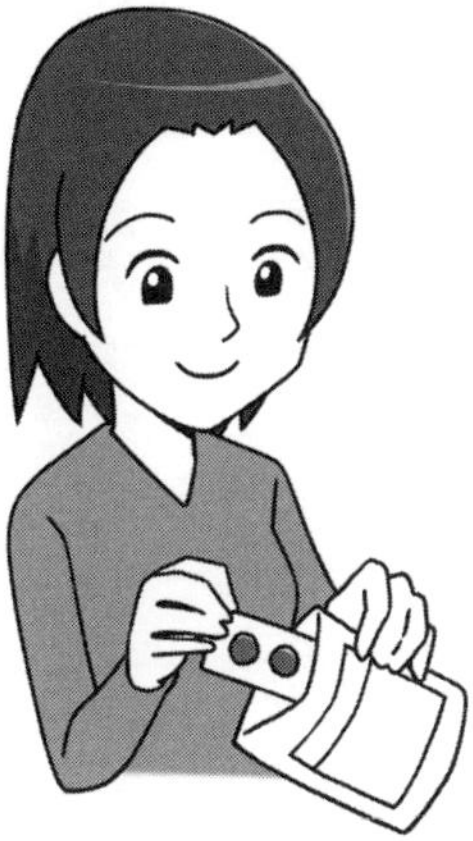

5

ステロイドの点鼻薬は、使用方法を間違えなければ安全な薬。血管収縮薬の点鼻薬は、速効性があるが、副作用に注意

花粉症《かふんしょう》やアレルギー性鼻炎《せいびえん》の薬は、のみ薬だけではありません。点鼻薬があります。点鼻薬にもいろいろな種類の物がありますが、いちばん効果があってよく使われるのが「ステロイド点鼻薬」です。

ステロイドと聞くと、副作用の多い危険な薬だ、というイメージがあるかもしれません。確かに内服薬や注射薬を長い間使ったり、不適切な塗《ぬ》り薬《ぐすり》の使い方をしたりすると、いろいろな副作用が出てきます。しかし、点鼻薬については、使用方法を間違《まちが》えなければ、とても安全に使える薬なのです。

点鼻薬に使われているステロイドの量は比較的《ひかくてき》少なめですし、その数パーセントくらいしか体内には入っていきません。あくまで点鼻薬は、鼻の粘膜《ねんまく》に直接働いて炎症《えんしょう》を抑《おさ》える薬ですから、体内には入る必要がないからです。適切に使えば妊婦《にんぷ》の方や授乳中の方にも使うことができますし、小児用の物もあります。

また、効果もじゅうぶんに認められている薬です。内服薬は体の内側から効いてくる薬ですが、点鼻薬は体の外側から直接鼻に働く薬です。鼻粘膜《びねんまく》のむくみを取って、鼻の通りをよくする働きがありますので、特に鼻づまりで困っている方には効果的です。

ステロイド点鼻薬以外の点鼻薬の話もしておきましょう。

市販《しはん》の点鼻薬や一部の病院処方の点鼻薬には、血管収縮薬の点鼻薬があります。とても速効性があって、鼻にスプレーをすると、すぐに鼻の通りがよくなるので、皆《みな》さんよく使います。しかし、一つ注意が必要です。

速効性があるからといって、毎日毎晩連続して使っていると、だんだんリバウンドで粘膜《ねんまく》が腫《は》れてきてしまいます。そして余計に鼻づまりがひどくなってしまいます。これを薬剤性鼻炎《やくざいせいびえん》といわれます。血管収縮薬の点鼻薬は、ひどい時に時々使うのは効果的ですが、連用は控《ひか》えてください。

一方、ステロイド点鼻薬は、血管収縮薬ほど速効性はありませんが、続けて使うことによって効果が出てきますし、続けて使ってもリバウンドすることはありません。

点鼻薬の中にはスプレーだけでなく、粉が出てくるタイプの物もあります。スプレーは苦手だという方はけっこう多いですが、粉のタイプだと刺激《しげき》が少なく使いやすいので、一度医師に相談してみてください。

6

「花粉症が、一発で治る注射」は、とても危険。私たち耳鼻咽喉科の専門医は、まずしない治療です

病院で話を聞いていると、時々「隣《となり》の○○さんは、病院で花粉症《かふんしょう》が一発で治るっていう注射を打ってもらったんだって。先生、私にも打ってくれんかね?」と言われる方があります。確かにインターネットなどでも「一発で花粉症《かふんしょう》を治す」という文句を目にすることがあります。

この治療《ちりょう》は、デポ型といって、体の中に長くとどまるような形にしたステロイド(副腎皮質《ふくじんひしつ》ホルモン)を筋肉注射するものなのですが、何回もこの注射を受けていると、注射したところの筋肉が硬《かた》くなったり、萎縮《いしゅく》してしまったりします。また全身にステロイドが作用して、月経不順などの副作用が出てしまいます。私たち耳鼻咽喉科《じびいんこうか》

の専門医は、そのような治療《ちりょう》はまずやらないということを知っておいてください。

では、ステロイドは絶対に使ってはいけない薬なのでしょうか。そうではありません。使い方が大事なのです。

ステロイドを使う場合、まずは点鼻薬を使いましょう。先にも述べたように、点鼻薬は使い方を間違《まちが》えなければ、とても安全な薬です。鼻の中の炎症《えんしょう》が強くて、鼻の粘《ねん》膜《まく》がむくんでいたり、腫《は》れていたりする時には、点鼻薬を使うと効果的に治まってきます。

それでも症状《しょうじょう》がコントロールできない時には、ステロイドの内服薬を使うこともあります。点鼻《てんび》ではなく内服にすることで、強い炎症《えんしょう》が抑《おさ》えられて症状《しょうじょう》が治まります。しかし、ステロイドの内服はのむ期間はできるだけ短くして、二週間程度をめどに、症状《しょうじょう》が治まったら別の薬に切《き》り替《か》えるべきです。

ステロイドの内服は、長くのんでいると、免疫力《めんえきりょく》が抑《おさ》えられてしまい、細菌《さいきん》に感染してても打ちかてなくなったり、血糖値が上がったり、顔が腫《は》れてきたりと、いろいろな副作用が出てきます。

どんなおいしい料理でも塩を振《ふ》り過《す》ぎるとまずくなって食べられませんが、どんなに質素な料理でも塩を適度に振《ふ》ればおいしく頂けます。薬にしてもさじかげんが重要なのです。

7

花粉症を、根本から治す方法はあるの？
「免疫療法」の効果と、気をつけるべきこと

今まで、花粉症《かふんしょう》の症状《しょうじょう》を和《やわ》らげる治療《ちりょう》について話をしてきましたが、これらの治療《ちりょう》はあくまで「症状《しょうじょう》を和《やわ》らげる」のであって、アレルギー体質を治すことはできません。では、アレルギー体質を治すことのできる治療《ちりょう》はあるのでしょうか。

免疫療法《めんえきりょうほう》は、スギやハウスダストなどの原因物質（抗原《こうげん》）を注射して、だんだん免疫《めんえき》をつけていく治療《ちりょう》です。この治療《ちりょう》をすることで、アレルギー体質が改善していきます。

昔は免疫療法《めんえきりょうほう》のことを、減感作療法《げんかんさりょうほう》ともいっていました。

ちょうど、予防接種が病原性の少ないウイルスや死んだウイルスを注射して、免疫《めんえき》

をつけるのと似ています。しかし、予防接種と違《ちが》う点もあります。

予防接種は一回、あるいは数回注射をすれば、免疫《めんえき》がつきますが、免疫療法《めんえきりょうほう》の場合は、数十回注射をしなければいけません。

具体的にはどのようにするのでしょうか。

まずは、アレルギーの原因物質を調べないといけません。現在、日本の保険制度でできる免疫療法《めんえきりょうほう》は、主にスギ、ハウスダスト（ダニ）、ブタクサの三種類です。ですから、それ以外のアレルギーには、残念ながらこの療法《りょうほう》は使えません。

初めに原因物質が何なのかを知って、それに合った注射を選択《せんたく》します。

注射をする時には、まず薄《うす》い抗原《こうげん》を注射します。そして一、二週間、間を空けて、だんだん抗原《こうげん》の濃度《のうど》を上げていきます。そして維持量《いじりょう》に達したら、同じ濃《こ》さで注射を続けていきます。そして二、三年間続けてい

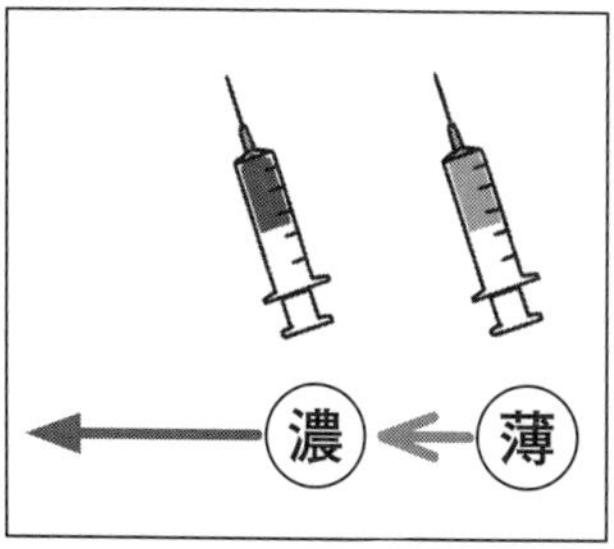

1、2週間隔で3、4カ月かけて抗原の濃度を上げていき、維持量に達したら、同じ濃さで2、3年間続けていく

くと効果が出てきます（具体的な方法は施設《しせつ》によって異なります）。医師が適切に診断《しんだん》し、免疫治療《めんえきちりょう》に効果がありそうな患者《かんじゃ》さんを適切に見極めて、しっかり治療《ちりょう》を行《おこな》えば、アレルギー症状《しょうじょう》をかなりの割合で改善することができます。ある報告では、免疫療法《めんえきりょうほう》の結果、七割の人が鼻や目の症状《しょうじょう》が楽になり、二割の人が薬なしで花粉シーズンを過ごせました。また、花粉が大量飛散した年でも、六割の人が無症状《むしょうじょう》で過ごせたという報告もあります。

この免疫療法《めんえきりょうほう》が、アレルギー反応《はんのう》を起こりにくくさせ、時には全く起こらなくさせる治療《ちりょう》であることには、誰《だれ》も異論はないと思います。しかし、気をつけなければならない点があります。

一つには、先ほども述べたように、根気よく何年も病院に通《かよ》わなければならない治《ち》療《りょう》だということです。忙《いそが》しい中で毎週毎週、病院に通《かよ》うのはなかなか大変ですから、せっかく始めても途中《とちゅう》でやめてしまう方も多いです。頻繁《ひんぱん》に、定期的に通《かよ》いやすく、しかも免疫療法《めんえきりょうほう》を行《おこな》っている病院やクリニックを探さなければならないのはけっこう大変です。

二つには、頻度《ひんど》は高くはありませんが、注射には副作用が起こる可能性があるということです。注射した所が赤く大きく腫《は》れたり、全身にじんましんが出たり、ごくまれにはアナフィラキシーショックといって、血圧が下がって危険な状態になることもあります。しかし、免疫療法《めんえきりょうほう》を行《おこな》っているアレルギーの専門医であれば、そのような副作用に対応できますから、安心してください。

三つには、注射は痛い！ということです。誰《だれ》でも痛い治療《ちりょう》は嫌《いや》ですよね。

四つには、重複抗原《ちょうふくこうげん》といって、例えばスギ花粉症《かふんしょう》もありハウスダストのアレルギーもあり、カモガヤ花粉症《かふんしょう》もあるという人には、なかなかこの免疫療法《めんえきりょうほう》は効果が出にくいのです。

他にも種々の問題点がありますが、そのような問題点をできるだけ解決した新たな「免疫療法《めんえきりょうほう》」が開発されました。次の節でお話ししましょう。

8

新たな治療法に注目！
自宅でできる「舌下免疫療法」。
痛みもなく、副作用も少ない

先ほど述べた免疫療法《めんえきりょうほう》の問題点を解決した新たな免疫療法《めんえきりょうほう》が、舌下免疫療法《ぜっかめんえきりょうほう》です。

アレルギーの原因物質（抗原《こうげん》）であるスギやハウスダストのエキスを、注射ではなく、舌の下（舌下《ぜっか》）に垂らして体の中にしみ込《こ》ませるというものです。

注射の免疫療法《めんえきりょうほう》と同じように、薄《うす》いものから、だんだん濃《こ》くすることで免疫《めんえき》をつけていく治療《ちりょう》で、アレルギー症状《しょうじょう》を改善させることができます。

注射だと、必ず病院に行かないと投与《とうよ》できませんが、

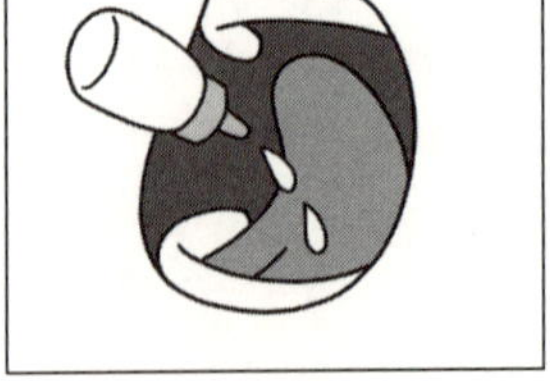

舌の下に垂らして
体にしみ込ませる

舌下《ぜっか》なら、家でぽたぽたと手軽に垂らすことができますので、病院に何度も通《かよ》う手間が省けます。また、当然ながら痛みもありません。さらに、注射の時に起こる可能性のあるアナフィラキシーも起きにくいといわれています。

すでに日本でも大規模な治験が行《おこな》われており、この舌下免疫療法《ぜっかめんえきりょうほう》によって、二割の人が症状《しょうじょう》がほとんどなくなり、六割の人が症状《しょうじょう》が軽くなるといわれています。

平成二十六年の秋には、スギの舌下免疫療法《ぜっかめんえきりょうほう》が保険適応となり、一般《いっぱん》の病院でも治《ち》療《りょう》を受けられるようになりました。ただ、決められた講習を受けたアレルギー専門の医師しか治療《ちりょう》ができないことになっています。

★スギ舌下免疫療法を行うにあたっての注意点

- スギ舌下免疫《ぜっかめんえき》の薬を処方できるのは、講習を受けた専門の医師だけです。受診《じゅしん》する前に病院に問い合わせるとよいでしょう。
- 治療《ちりょう》を開始するのは、スギ花粉が飛んでいないシーズンでないといけません（六月～十二月）。

・治療《ちりょう》は少なくとも二、三年は継続《けいぞく》しないと効果が出てきません。
・治療《ちりょう》をしても効果が出ない人も中にはあります。

実は、この治療《ちりょう》に似たような健康食品が、いろいろな所で売り出されています。「スギ花粉のお茶」「スギ花粉のカプセル」「スギ花粉エキスの飴《あめ》」などです。

昔から、春の山に入る山師の人たちは、長年の経験からスギ花粉症《かふんしょう》にならないようにスギを煎《せん》じて飲んでいたそうです。そのようなこともあり、このような食品が作られているようです。中には効果のある物もあるのかもしれませんが、玉石混交《ぎょくせきこんこう》ですので、気をつけなければなりません。

平成十九年に、スギ花粉入りのカプセルを内服したあとに、テニスをして、運動誘《うんどうゆう》発性《はっせい》のアナフィラキシーになった人がありました。一時重体となり、厚生労働省からも注意が喚起《かんき》されました。スギ花粉が体の中に多く入ってしまい、さらに直後に運動をしたことで、強いアレルギー反応《はんのう》が起きてしまったようです。

健康食品の中には、安全性がじゅうぶん確認されていない物や、効果がじゅうぶん検証されていない物もありますので、注意が必要です。

舌下《ぜっか》免疫療法《めんえきりょうほう》は、しっかりと治験がなされており、海外ではだいぶ前から治療《ちりょう》に使われています。何より、医師が診察《しんさつ》をしながら、薄《うす》い物から処方しますので、安心してください。

舌下《ぜっか》免疫療法《めんえきりょうほう》とこれらの健康食品とは、全く別物ですので注意してください。

9

手術で、鼻づまりを治す

薬を続けても改善しない時の選択。手術の種類と、その特徴、効果

内服や点鼻《てんび》などの治療《ちりょう》を行《おこな》っても、なかなか鼻づまりの症状《しょうじょう》が改善しない場合には、手術を行《おこな》うこともあります。

原理は単純で、腫《は》れている鼻の粘膜《ねんまく》のボリュームを小さくして、鼻の通りをよくするというものです。その方法にはいろいろあり、それぞれに特徴《とくちょう》があります。

◆レーザー手術・電気焼灼手術《でんきしょうしゃくしゅじゅつ》

レーザーや電気で鼻の粘膜《ねんまく》を焼いて、腫《は》れていた粘膜《ねんまく》をやけどのように固まらせて縮こまらせ、鼻の中の隙間《すきま》を広くして、鼻の通りをよくする手術です。

入院せずに局所麻酔《きょくしょますい》でもできる手術です。麻酔《ますい》のしみ込《こ》んだ綿を鼻の中にしばらくの間入れておいて、その後に行《おこな》うので、痛みはほとんどありません。焼くのにかかる時間も数分~十分程度と短いです。

術後はしばらく鼻の中がひりひりしたり、かえって鼻づまりがひどくなったりすることがありますが、一週間もすると鼻が通るようになります。

この治療《ちりょう》は、粘膜《ねんまく》を取ってしまう手術ではないので、数カ月から数年すると症状《しょうじょう》が再発することがあります。ですから、花粉症《かふんしょう》の方であれば、シーズンごとに行《おこな》うことが多いです。

手術の時期としては、花粉が飛び始める二カ月前くらいがベストです。

◆粘膜下下鼻甲介骨切除術《ねんまくかかびこうかいこつせつじょじゅつ》・下鼻甲介粘膜切除術《かびこうかいねんまくせつじょじゅつ》

鼻の中でいちばん出っ張っている場所が下鼻甲介《かびこうかい》です。その下鼻甲介《かびこうかい》は、アレルギー炎症《えんしょう》のいちばん起きている部分で、アレルギー性鼻炎《せいびえん》の方は、この下鼻甲介《かびこうかい》が腫《は》れて鼻づまりを起こしています。

ですから、その下鼻甲介《かびこうかい》のボリュームを小さくするために、その粘膜《ねんまく》を一部切除したり、中にある骨だけを取り除いたりする手術です。施設《しせつ》によって、どちらの方法を選択《せんたく》するかは異なります。

ちなみに私の病院では、骨を取り除く手術を行《おこな》っています。実際に粘膜《ねんまく》や骨を取ってしまうのですから、先ほどのレーザーや電気焼灼手術《でんきしょうしゃくしゅじゅつ》と比べると、再発してくることが少ないです。ですから、年がら年中症状《しょうじょう》のあるダニやホコリなどのアレルギー性《せい》鼻炎《びえん》の人によく行《おこな》います。

治療《ちりょう》は、基本的に全身麻酔《ぜんしんますい》で行《おこな》うことが多く、術後に出血する可能性があるので、術後一週間くらいの入院が必要です。

◆鼻中隔矯正術《びちゅうかくきょうせいじゅつ》

成人の約八割が、多かれ少なかれ鼻中隔《びちゅうかく》（鼻の真ん中の仕切り）が曲がっています。私も右に曲がっています。曲がっていても、それで何も症状《しょうじょう》がなければ、そのままにしていても何ともありません。

しかし、曲がり方が強い場合には、鼻づまりの症状《しょうじょう》の原因になります。またアレルギー性鼻炎《せいびえん》で鼻の粘膜《ねんまく》が腫《は》れている人は、鼻中隔《びちゅうかく》が曲がっていると、鼻づまりが余計に悪化してしまいます。

このように鼻中隔《びちゅうかく》の曲がりが鼻づまりの原因になっている場合には、曲がりを治す手術を行《おこな》います。

手術は前に述べた下鼻甲介《かびこうかい》の手術と同時にすることもできます。

◆後鼻神経切断術《こうびしんけいせつだんじゅつ》

これまでは、鼻づまりに対する手術の話をしてきました。というのも、鼻づまりは物理的に空気の通り道が狭《せま》いことから起きてくる症状《しょうじょう》なので、手術で治しやすい症状《しょうじょう》なのです。

一方で、鼻水やくしゃみは、手術では治しにくい症状《しょうじょう》です。ここで紹介《しょうかい》する後鼻神《こうびしん》経切断術《けいせつだんじゅつ》というのは、それらに対する手術です。

後鼻神経《こうびしんけい》は、鼻の後ろのほうから鼻の粘膜《ねんまく》に出てきている副交感神経で、鼻水を出したり、くしゃみを出したりする神経です。この神経が鼻に出てきた所で、切断したり焼いたりしてしまえば、鼻水やくしゃみの症状《しょうじょう》を和《やわ》らげることができます。症状《しょうじょう》を完全にゼロにすることはできませんが、この手術をすることで、薬を使わなくて済むようになった人は多いです。

この神経は、適切な場所で切断すれば、鼻以外の場所へ行く神経を傷つけてしまうことはないので、心配はいりません。

この手術も、先に述べた下鼻甲介《かびこうかい》の手術や鼻中隔矯正術《びちゅうかくきょうせいじゅつ》と同時にすることができます。

これらの手術をする前に、大事なことは、鼻の中に蓄膿《ちくのう》などの他の病気がないかどうかをしっかり確認することです。他の病気があれば、まずそれを治療《ちりょう》することで、症状《しょうじょう》が改善するかもしれませんし、優先して治療《ちりょう》しなければならない病気かもしれません。

どんな治療《ちりょう》をすればいちばん症状《しょうじょう》が和《やわ》らぐのか、我々医師はそのことを考えて治療《ちりょう》を行《おこな》っています。

手術をするにしろ、しないにしろ、よく主治医と相談して、最善の治療《ちりょう》を探していくことがいちばん大事なのではないでしょうか。

4章

日常生活のアドバイス
こうすれば、
アレルギー性鼻炎に
なりにくくなる

1

口呼吸をしている人は、鼻や喉に何らかの問題があることが多い

改めて考えてみると不思議なことですが、人間には呼吸をする出入り口が二つあります。口と鼻です。果たして口から呼吸をするほうがいいのでしょうか。それとも鼻から呼吸をしたほうがよいのでしょうか。

本来、安静にしている時には、人間は鼻呼吸をするのが正常です。

それには理由があります。25ページでも述べましたが、例えば冬なら、外から入った冷たい乾燥《かんそう》した空気が鼻の中を通ることで、適度に温まり湿《しめ》った空気となって体内（肺）へ入っていくことができます。

また、体にとっては異物である花粉やホコリ、細菌《さいきん》などを鼻で捕《と》らえて、それ以上、

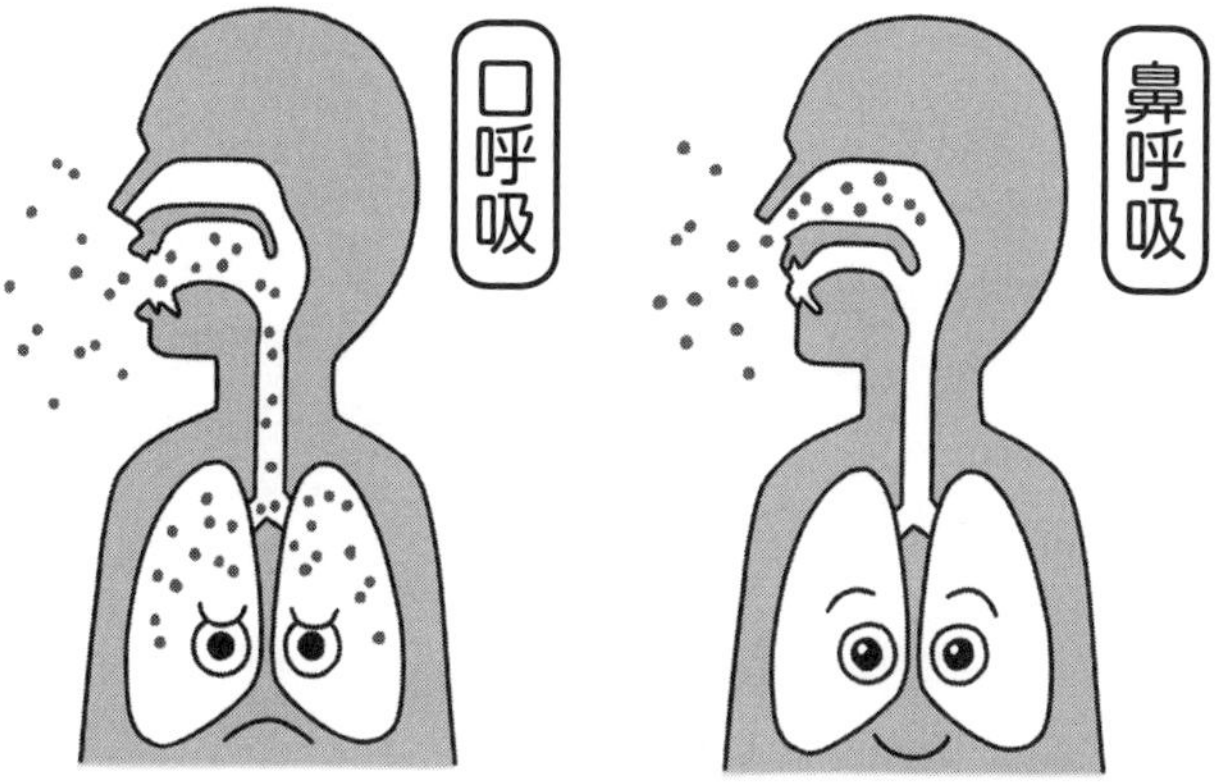

異物や細菌などが混じった空気が、直接肺に入ってしまう

外から入った、冷たい乾燥した空気が鼻の中で適度に温まり、湿った空気となって肺へ入っていく

中に入れないようにすることもできます。

一方で、口呼吸をすると、異物や細菌《さいきん》などが混じった空気が、直接入ってきますので、喉《のど》や肺にはあまりよろしくありません。結果的にセキが出たり、喉《のど》や鼻のトラブルを引き起こしたりすることになります。

ですから、きれいで体に害のない空気をしっかり吸うためには、鼻呼吸が重要なのです。口呼吸ではなく、鼻呼吸をすることは、良好な鼻・喉《のど》を保つのに大切なのです。

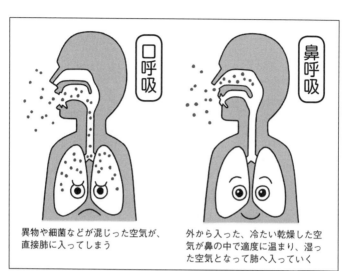

知らず知らずのうちに口呼吸をしている人は、鼻や喉《のど》に何らかの問題があることが多いです。何の気なしに鏡で自分の顔を見た時に、「ぽかーん」と口を開けていたら

要注意です。

小さいお子さんでは、アデノイドという鼻の奥《おく》にある扁桃《へんとう》せんの仲間が大きく腫《は》れていて、口からしか呼吸ができていないという場合があります。アデノイドが異常に腫《は》れていると、滲出性中耳炎《しんしゅつせいちゅうじえん》などの耳の病気にもなりやすくなります。

また大人でも、口呼吸をしている人は、鼻炎《びえん》や副鼻腔炎《ふくびくうえん》（蓄膿《ちくのう》）など、何らかの鼻づまりを起こすような病気が隠《かく》れていることがあります。気になる場合には、耳鼻咽喉科《じびいんこうか》を受診《じゅしん》してみてください。

鼻づまりを改善して、鼻から思いっきり息が吸えるようになるといいですね。

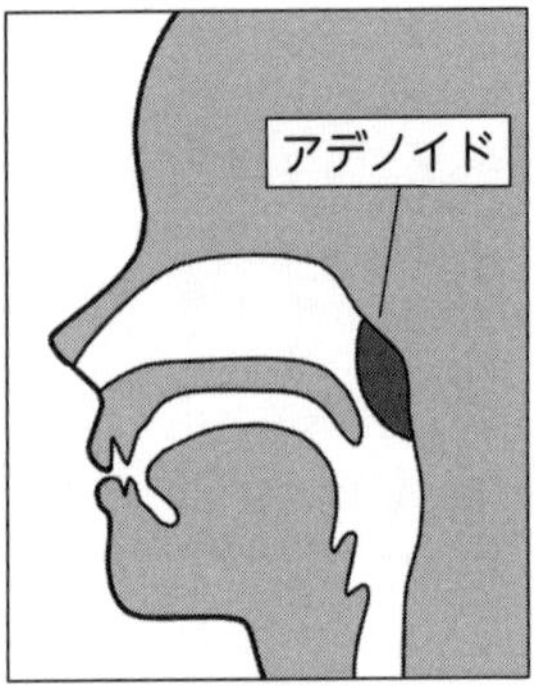

2 自律神経のバランスを整えると、鼻の症状が和らぐ。適度な運動と睡眠が大切

鼻の症状《しょうじょう》には自律神経が影響《えいきょう》を及《およ》ぼしています。

自律神経は、体のバランスを整える神経で、車でいうとアクセルに相当する交感神経と、ブレーキに相当する副交感神経の二つがあります。

体が活発に活動していて、興奮している時は、交感神経が活発になっています。逆に気分を落ち着かせて食事をしている時や、睡眠中《すいみんちゅう》には副交感神経が活発になっています。

この二つの神経が、バランスよく働くことで体の調子が整えられるのですが、一方が過剰《かじょう》になると、いろいろな症状《しょうじょう》が出てくるのです。

鼻の中にも、自律神経があります。副交感神経が活発になると、鼻粘膜《びねんまく》の毛細血管が広がって、鼻の粘膜《ねんまく》がむくみます。そして鼻水の分泌量《ぶんぴつりょう》も多くなり、くしゃみも出るようになります。

逆に交感神経が活発になると、鼻の通りはよくなります。

ぐっすり気持ちよく眠《ねむ》っている時にはよだれが多く出て、人前に出て緊張《きんちょう》している時には口が渇《かわ》くことを考えれば、イメージがわきやすいと思います。

この自律神経のバランスを整えることで、鼻の症状《しょうじょう》を和《やわ》らげることができます。

適度な運動は自律神経の働きを高める効果があるので、お勧《すす》めです。また、ストレスをためると、自律神経の働きが鈍《にぶ》ってしまい、アレルギー物質に過敏《かびん》になりがちなので、ストレス発散のためにも運動や睡眠《すいみん》が大事です。

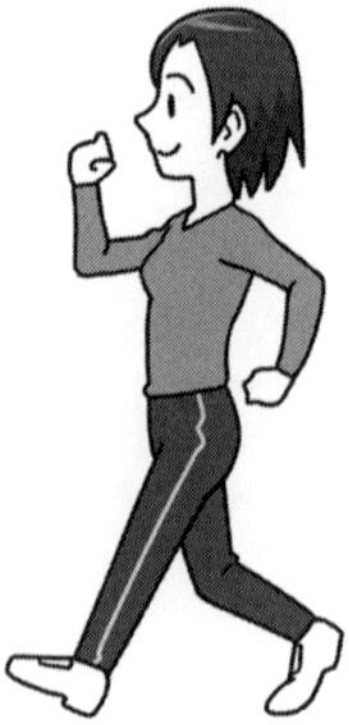

コラム

ペットボトルで鼻づまりが解消!?

鼻づまりを改善させる面白い方法があります。

それは「空になった五〇〇ミリリットルペットボトルを脇《わき》の下に挟《はさ》む」という方法です。

不思議なことに、片方の脇《わき》の下を圧迫《あっぱく》すると、反対側の交感神経が刺激《しげき》され、鼻の血管が収縮して粘膜《ねんまく》の充血《じゅうけつ》が改善し、一時的に鼻づまりが改善するのだそうです。

例えば右の鼻がつまっている時には、左の脇《わき》の下にペットボトルを挟《はさ》むと、一時的に鼻づまりが改善します。同じような原理で、寝《ね》ている時に鼻づまりで困った時には、左側を下にして横向きに寝《ね》ると、脇《わき》が圧迫《あっぱく》されて、右の鼻の通りがよくなります。

両脇《りょうわき》にいっぺんにペットボトルを挟《はさ》んでも効果はありませんし、あまり強く圧迫《あっぱく》し過《す》ぎるのもよくありませんので注意が必要ですが、どうしても困った時には、ちょっと試してみるといいかもしれません。

3

日本食には、腸内細菌を整え、アレルギーを予防する力がある。バランスのよい食生活を

昔の日本人はアレルギーになる人が少なかったのですが、現代はアレルギーになる人が増えてきています。その原因の一つと考えられているのが、食生活の欧米化《おうべいか》です。

もともと日本人は、野菜や穀物が中心で、たんぱく質は魚が中心でした。しかし、食生活の欧米化《おうべいか》によって、肉類や卵などを多く摂取《せっしゅ》するようになり、たんぱく質や脂《し》肪《ぼう》を取り過ぎたことで、アレルギーになりやすくなっているといわれています。

なぜそのようなことになるのでしょうか。

実は、私たちの腸の中には、腸内細菌《ちょうないさいきん》がたくさんすんでいます。その数は五百兆〜千兆個といわれています。実は私たちの出す便の約半分は、腸内細菌《ちょうないさいきん》やその死骸《しがい》であ

るといわれています。

腸内細菌《ちょうないさいきん》は、私たちの体の中にすみつきながら、私たちの体によい影響《えいきょう》を及《およ》ぼしています。もし腸の中から細菌《さいきん》を一掃《いっそう》してしまったら、大変なことになるのです。

腸内細菌《ちょうないさいきん》の働きは、まだよく分かっていないことも多いのですが、病原菌《びょうげんきん》の増殖《ぞうしょく》を抑《おさ》え感染を防いだり、有害物質や発がん物質を分解したり、食物の消化を助けたり、ホルモンやビタミンを作り出したりするなど、さまざまな働きがあるといわれています。

腸内細菌《ちょうないさいきん》はまた、免疫力《めんえきりょく》をコントロールしているともいわれています。腸内細菌《ちょうないさいきん》が乱れると、適切な免疫力《めんえきりょく》を獲得《かくとく》できず、異常な反応《はんのう》（アレルギー反応《はんのう》）が起きてしまうのです。

日本食は、野菜や穀物が中心で食物繊維《しょくもつせんい》が多く、また味噌《みそ》や納豆などの発酵食品《はっこうしょくひん》も多くあります。これらの食材は、腸内細菌《ちょうないさいきん》を整えて、うまく働くようにすることができるので、日本食をバランスよく摂取《せっしゅ》することで、アレルギーを予防することができるのです。

腸内細菌《ちょうないさいきん》の中で、善玉菌《ぜんだまきん》といわれている代表格が「乳酸菌《にゅうさんきん》」です。ヨーグルトや漬《つ》け物《もの》などに多く含《ふく》まれています。以前の調査では、乳酸菌《にゅうさんきん》を摂取《せっしゅ》することで花粉症《かふんしょう》症状《じょう》が改善しやすくなったという報告がありますし、我々が行《おこな》った疫学調査《えきがくちょうさ》でも、乳酸《にゅうさん》菌《きん》を常に摂取《せっしゅ》している人は、アレルギーが改善しやすかったという結果が出ました。

ここでは乳酸菌《にゅうさんきん》について述べましたが、それ以外にも、緑茶、甜茶《てんちゃ》、赤ワインに含《ふく》まれるポリフェノールが花粉症《かふんしょう》やアレルギーに効果があるという報告もあります（カテキン、ルチン、イソフラボンなどのフラボノイドもポリフェノールの一つです）。

ただここで注意していただきたいのは、「過ぎたるはなお及《およ》ばざるがごとし」ということです。これらの食べ物が本当に効果があるのかは、まだ科学的に完全に証明されているわけではありませんし、効果があるからといって、そればかりを食べ過ぎると、逆に体の害になる場合もあります。

何事もバランスが大事です。日本食を中心とした、バランスのよい食生活がいちばんです。

4

タバコは鼻炎を悪化させる 煙は鼻の粘膜を荒らし、ニコチンは血行を悪くする

　タバコは、肺がんや喉頭《こうとう》がん、生活習慣病のリスクになるといわれていますが、「百害あって一利なし」で、アレルギー性《せい》鼻炎《びえん》にも悪い影響《えいきょう》を与《あた》えます。

　まず、タバコの煙《けむり》は粘膜《ねんまく》を荒《あ》らしてしまいます。そして長く吸い続けると、粘膜《ねんまく》は炎症《えんしょう》を起こし、慢性的《まんせいてき》な炎症《えんしょう》となってしまいます。タバコを吸っている人の鼻や口の粘膜《ねんまく》は、普通《ふつう》の人より赤くなっています。

　また、鼻粘膜《びねんまく》の細胞《さいぼう》には線毛《せんもう》という毛が生えていて、鼻に侵入《しんにゅう》した異物などを外に出す働きをしていることは、最初に述べましたが、タバコの煙《けむり》は、この線毛《せんもう》の動きを弱めてしまいます。すると鼻水は鼻の中にとどまってしまい、異物や花粉も排除《はいじょ》する

ことができなくなります。

さらにタバコに含《ふく》まれるニコチンは血行を悪くするので、これも鼻炎《びえん》を悪化させます。タバコは鼻炎《びえん》を悪化させる原因の一つですので、健康な人も、鼻炎《びえん》にすでになっている人も、タバコはひかえるようにしたいものです。

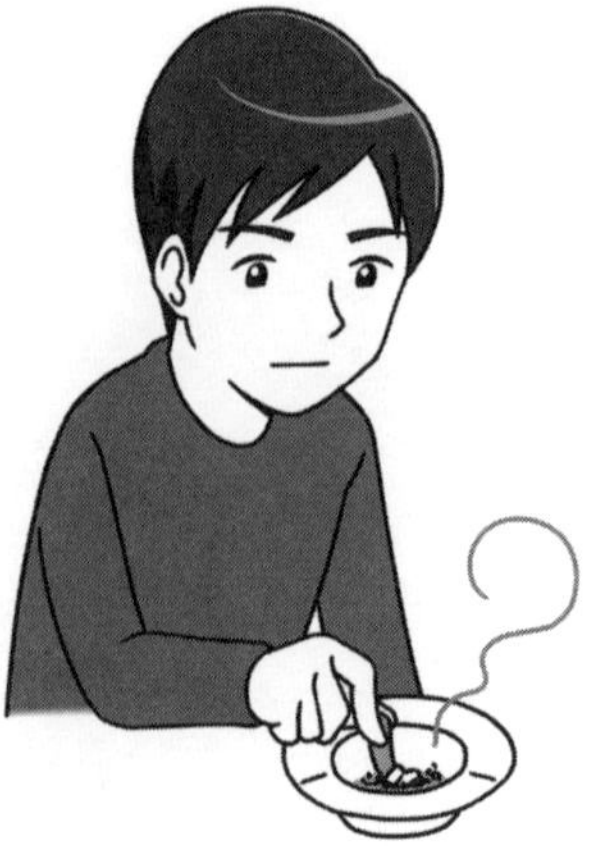

Q&Aコーナー

花粉症・アレルギー性鼻炎について、具体的な質問にお答えします

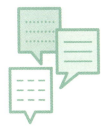

Q01

鼻血が出た時の、正しい対処を教えてください

アレルギー性鼻炎《せいびえん》の息子《むすこ》が、何度も鼻をかむためか、よく鼻血を出します。鼻血が出たら、どのようにするのがいちばんよいのでしょうか。

A01

アレルギー性鼻炎《せいびえん》で鼻の粘膜《ねんまく》の炎症《えんしょう》が続いていると、ちょっとした刺激《しげき》で鼻の粘膜《ねんまく》に傷がついて、鼻血が出てしまうことがあります。意外とたくさんの血が出るので、初めて経験すると、皆《みな》さんびっくりされます。

しかし、心配はいりません。止め方をしっかり知っておくことが大事です。

鼻血の約八割は、キーゼルバッハ部位といって、鼻中隔《びちゅうかく》（鼻の真ん中の仕切り）の前方、鼻の入り口付近から出ます。この場所は、細かい血管がたくさん集まっていて、ちょっと傷がついただけでも血が出やすい場所なのです。

鼻血が出た時には、まず落ち着いて、小鼻をしっかりつまみましょう。

先ほども述べたように、出ている場所は入り口付近なので、入り口の小鼻をしっかりつまんで押《お》さえれば、たいていは十分くらいで止まります。よく鼻の根元（目頭のあたり）を押《お》さえる人がありますが、それは間違《まちが》いです。

また、上を向いてしまうと、出てきた血が口の中に下りてきてしまい、気持ちが悪くなるので、下を向いて外に出しましょう。

ティッシュペーパーや脱脂綿《だっしめん》を鼻に入れる人もいますが、場合によってはそれで鼻に傷がつくこともあるので、いちばんよいのは鼻をしっかりつまむことです。

首の後ろをたたく人もありますが、効果は

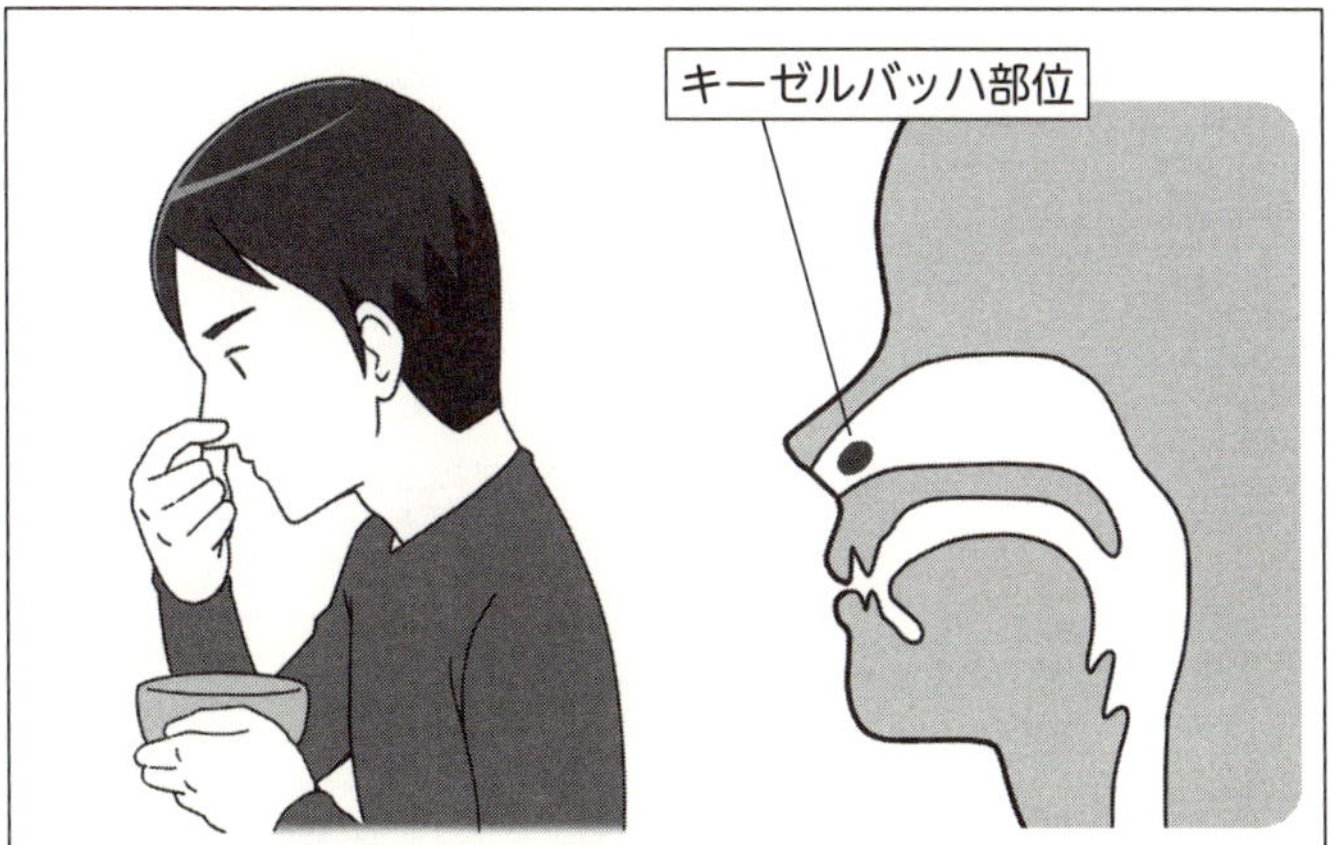

鼻血の約８割は、キーゼルバッハ部位から出るので、
小鼻をしっかりつまんで押さえるのが効果的

ありません。

無事、鼻血が止まっても、また出てくることがあります。ちょうど膝《ひざ》を擦《す》りむいて血が出たあとに、治ってきてかさぶたができても、そのかさぶたをはがすとまた血が出てしまうのと同じです。

鼻の粘膜《ねんまく》の傷が治りきるまでは、また出る可能性があります。鼻を再び傷つけたり、血圧が上がったりしないように次のことに注意しましょう。

・鼻をいじらない
・強く鼻をかまない
・長風呂《ながぶろ》に入らない
・激しい運動をしない
・飲酒や喫煙《きつえん》をひかえる（大人の場合）

二十分以上押《お》さえても止まらなければ、耳鼻咽喉科《じびいんこうか》を受診《じゅしん》してください。

Q02 リンゴを食べると、口が腫れてしまいます

私はリンゴを食べると口が腫《は》れてしまいます。医者から口腔《こうくう》アレルギー症候群《しょうこうぐん》と言われましたが、詳《くわ》しく教えていただけないでしょうか?

A02

ある植物に対する花粉症《かふんしょう》を持っている人は、ある特定の食べ物に対するアレルギーがある場合があります。その原因となる食べ物を食べると、約十五分で口の中や唇《くちびる》、喉《のど》の中がひりひりしてきたり、かゆくなったり、突《つ》っ張《ば》った感じになったりして、ひどくなると唇《くちびる》や口の中が腫《は》れてきたり、花粉症《かふんしょう》と同じ症状《しょうじょう》や、じんましん、喘息《ぜんそく》の症状《しょう》が出てくることがあります。

これを口腔《こうくう》アレルギー症候群《しょうこうぐん》といいます。具体的には、111ページの表を見てください。

例えば、シラカンバの花粉症《かふんしょう》の人は、モモやリンゴに対する口腔《こうくう》アレルギーが起き

ることがあります。もちろん全員が全員なるわけではありません。

なぜこんなことが起きるのでしょうか。実はシラカンバの花粉とモモやリンゴの中に含《ふく》まれる成分とは、似ているのです。だから、モモやリンゴを食べた時に、口の粘《ねん》膜《まく》にある免《めん》疫《えき》細《さい》胞《ぼう》は、「あ、シラカンバの花粉が入ってきたぞ!」と間違《まちが》えて、アレルギー反応《はんのう》を起こしてしまうのです。

シラカンバ花粉症《かふんしょう》の人が豆乳を飲むと、口腔《こうくう》アレルギーが起き、ひどい場合にはアナフィラキシー（3章の7参照）が起きることがあり、国民生活センターからも注意を喚起《かんき》されています。

また、似たようなメカニズムで、ラテックス（ゴム手袋《てぶくろ》やコンドームなどの天然ゴム）アレルギーの人は、バナナ、アボカド、キウイなどの果物《くだもの》に反応《はんのう》することもあります。

全員が全員なるわけではないので、あまり過敏《かびん》になる必要はありません。今まで食べてこられた物であれば、まず問題ないでしょう。ただ、知っておくと、いざなった時に原因が分かるので、むやみに慌《あわ》てなくて済むでしょう。

もし、果物《くだもの》などを食べて口が腫《は》れてくるようなことがあれば、早めに病院を受診《じゅしん》しましょう。

口腔アレルギー症候群（OAS）
関連する原因花粉と食物

科	種	花粉との関連が報告されている主な食物（野菜・果物・ナッツ類）
カバノキ科	ハンノキ	バラ科（リンゴ、モモ、イチゴ）、ウリ科（メロン、スイカ）、ダイズ（豆乳）、キウイ、オレンジ、ヤマイモ、マンゴー、アボカド、ヘーゼルナッツ（ハシバミ）、ニンジン、セロリ、ジャガイモ、トマト
	シラカンバ	バラ科（リンゴ、モモ、洋ナシ、イチゴ）、ヘーゼルナッツ（ハシバミ）、クルミ、アーモンド、ココナッツ、ピーナッツ、セロリ、ニンジン、ジャガイモ、キウイ、オレンジ、メロン、マスタード、ダイズ（豆乳）
イネ科	オオアワガエリ	メロン、スイカ、トマト、オレンジ、ジャガイモ、タマネギ、セロリ、キウイ、米、小麦
	カモガヤ	
キク科	ブタクサ	スイカ、メロン、バナナ
	ヨモギ	ニンジン、セロリ、キウイ、トマト、ピーナッツ、ヘーゼルナッツ（ハシバミ）、ジャガイモ、マスタード
ヒノキ科	スギ	トマト
	ヒノキ	トマト

Q03

食事のたびに鼻水が出るようになったのは、アレルギー性鼻炎が原因？

七十歳男性です。年を取ってから、食事のたびに透明《とうめい》な鼻水がよく出るようになりました。他の人と食事をする時に、鼻をすすってばかりいるのが恥《は》ずかしく、困っています。私はアレルギー性鼻炎《せいびえん》になったのでしょうか。

A03

このような症状《しょうじょう》で耳鼻咽喉科《じびいんこうか》を受診《じゅしん》される方はけっこうあります。

七十歳という年齢《ねんれい》を考えますと、アレルギー性鼻炎《せいびえん》に最近なった可能性はあまり高くありません。それよりも、加齢《かれい》による変化が考えられます。

年輩《ねんぱい》の方の場合、鼻の粘膜《ねんまく》が、外からの刺激《しげき》に対して過敏《かびん》になって、透明《とうめい》な鼻水が出ることがよくあります。食事をした時や、部屋《へや》から外に出た時、布団の中から出た時などに、鼻の粘膜《ねんまく》に触《ふ》れる空気の湿度《しつど》や温度が変化すると、過敏《かびん》になった粘膜《ねんまく》から透明《とうめい》な鼻水が出ます。アレルギーではなくて、粘膜《ねんまく》の変化によるものです。このような鼻炎《びえん》の場合、アレルギーの薬が効く場合もありますし、そうでない場合もあります。

Q04

アトピー性皮膚炎の子は、喘息や鼻炎になるの？

三歳児の母です。うちの子はアトピー性皮膚炎《せいひふえん》にかかっています。小さい時にアトピー性皮膚炎《せいひふえん》になった子は、大きくなると喘息《ぜんそく》になったり、アレルギー性《せい》鼻炎《びえん》になったりすると聞いたことがありますが、本当でしょうか？

A04

おっしゃるようにアレルギー体質（アトピー素因といいます）の子どもさんは、かかるアレルギーの病気が年齢《ねんれい》とともに変わっていくことがあります。その変わっていく様子が、アレルギーが行進しているように見えるので、「アレルギーマーチ」といわれています。

例えば、乳幼児の時にアトピー性皮膚炎《せいひふえん》になった子が、小学校に上がる前くらいに気管支喘息《きかんしぜんそく》を発症《はっしょう》し、そして、思春期くらいになるとアレルギー性鼻炎《せいびえん》になることがあります。

アレルギー反応《はんのう》は同じなのですが、原因となる物質や、症《しょう》状《じょう》の現れ方が変わってくるので、違《ちが》う病気が次々と現れて、行進しているように見えるのです。

「マーチ」と聞くと、なんだか楽しそうな感じがしますが、このマーチは何とか止めないといけません。ところが残念ながら、この行進を確実に止める方法はありません。

しかし、小さい時にアレルギー体質であるということが分かった場合には、医療機関《いりょうきかん》で適切な治療《ちりょう》を受けて、アレルギーをしっかりコントロールすることが大事です。

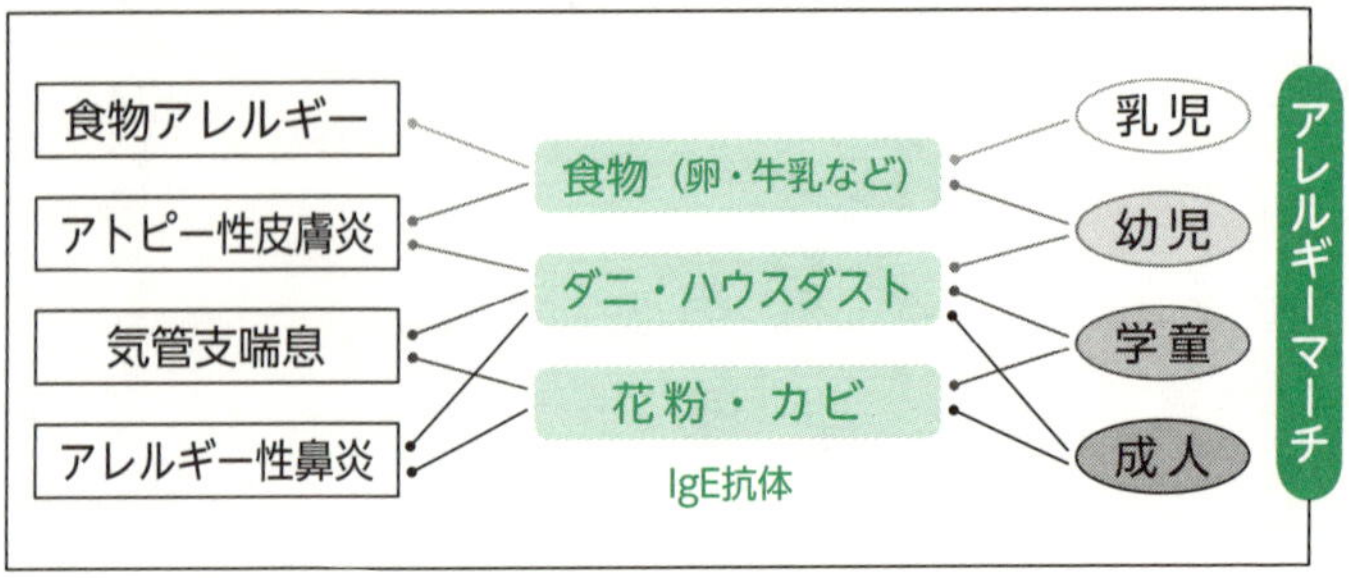

アトピー性皮膚炎《せいひふえん》の治療《ちりょう》をしっかりしていると、喘息《ぜんそく》になりにくいとか、喘息《ぜんそく》の治《ち》療《りょう》をしっかりしていると、アレルギー性鼻炎《せいびえん》になりにくいという報告もあります。また、アレルギーマーチは、みんながみんなずっと行進を続けるわけではありません。途中《とちゅう》で行進が終わる場合もあるのです。小さい時に食物アレルギーやアトピー性《せい》皮膚炎《ひふえん》になったけれど、喘息《ぜんそく》やアレルギー性鼻炎《せいびえん》にはならなかった、という子どもさんもいます。

アレルギーの子どもさんを持つお母さんは本当に大変です。「どんどん悪化するのではないだろうか」と不安になったり、「どうしたらいいのだろう」と慌《あわ》てたり、「あの時、ああすればよかった」と後悔《こうかい》したり……。そしてアレをやってみよう、コレをやってみようと、治療《ちりょう》に集中できず、中途半端《ちゅうとはんぱ》になってしまうこともままあります。

一緒《いっしょ》に子どもさんの病気と向き合って治療《ちりょう》してくれる、信頼《しんらい》できるかかりつけ医を探して、腰《こし》を据《す》えて治療《ちりょう》をしていくことが大事だと思います。

Q05

鼻水を、きちんとかんだほうがいい理由は？

子どもがよく鼻水をすすっています。「ちゃんとかみなさい」と注意するのですが、「めんどくさい」と口答えします。鼻水は、きちんとかんだほうがいい理由を教えてください。

A05

花粉症《かふんしょう》の症状《しょうじょう》が強くなってきて、鼻水がだらーっと出てきた時には、思わず「ずずずっ」と鼻水をすすってしまうことがあるでしょう。

しかし、鼻水をすするのはあまりよくありません。すすった鼻水はどこへ行くのかというと、鼻の突《つ》き当《あ》たり、鼻と喉《のど》の境目の所に行きます。この場所を上咽頭《じょういんとう》といいます。上咽頭《じょういんとう》へ行った鼻水はやがて喉《のど》へ下りて、最終的にはのみ込《こ》んでしまいますが、この上咽頭《じょういんとう》で鼻水が悪さをするのです。

鼻水を強くすすり過ぎると、いろいろよくないことが起きます。上咽頭《じょういんとう》には鼻と耳とをつなぐ管「耳管《じかん》」の出入り口があります。

鼻をすった時に、細菌《さいきん》やウイルスの含《ふく》まれた鼻水が、耳管《じかん》を通って耳へ行ってしまうことがあるのです。そうすると、急性中耳炎《きゅうせいちゅうじえん》（耳の中が細菌《さいきん》やウイルスに感染してしまうこと）になり、耳が痛くなったり、熱が出たり、耳だれが出たりします。

また、鼻水が上咽頭《じょういんとう》にたくさんあると、上咽頭《じょういんとう》の粘膜《ねんまく》が炎症《えんしょう》を起こしてしまい、粘《ねん》膜《まく》が赤く腫《は》れてきます。そうなると、耳管《じかん》の入り口が狭《せま》くなってしまい、耳の中に水がたまってしまいます。これを滲出性中耳炎《しんしゅつせいちゅうじえん》（耳の中に水がたまって、聞こえづらくなる中耳炎《ちゅうじえん》）といいます。

このように、鼻を頻繁《ひんぱん》にすすっていると、急性中耳炎《きゅうせいちゅうじえん》や滲出性中耳炎《しんしゅつせいちゅうじえん》になってしまう可能性があるのです。特に小さな子どもさんは、耳管《じかん》が短く未熟なため、急性中耳《きゅうせいちゅうじ》炎《えん》や滲出性中耳炎《しんしゅつせいちゅうじえん》になりやすいのです。

ではどうすればいいのでしょうか。

鼻はしっかりとかまなければなりません。

鼻のかみ方にもコツがあります。片方ずつ、左右別々に、あまり力を込《こ》めずに、優しくゆっくりかんでください。

鼻水に対する対処として、次のようなことに気をつけましょう。

(1)力まかせにかまない。

力まかせにかむと、粘膜《ねんまく》に傷がつき、鼻血が出ることがあります。また、鼻に強い圧力がかかることで、鼻水が耳管《じかん》を通って耳へ行ってしまい、中耳炎《ちゅうじえん》の原因にもなります。

(2)両方の鼻を一度にかまない。

両方を一度にかむと、細菌《さいきん》やウイルスが鼻の奥《おく》に追《お》い込《こ》まれてしまって、副鼻腔炎《ふくびくうえん》(蓄膿《ちくのう》)の原因になることがあります。

(3)鼻を無理にほじらない。

鼻くそを無理に指でかきだそうとすると、粘膜《ねんまく》に傷がついて、鼻血が出ることがあります。またその傷口から細菌《さいきん》が入って、膿《う》んでしまうことがあります。

最近は鼻をうまくかめない子どもが増えているようです。まずは大人が上手な鼻のかみ方をマスターして、子どもたちにもぜひ教えてやってください。
「鼻かんで　すっきりすれば　健康に」

Q06

子どもの鼻水を取る、いい方法はありませんか？

うちの子は、よく鼻を垂らしています。まだ鼻をかむのも上手ではないし、鼻をふいてやろうとすると嫌《いや》がります。何かいい方法はないでしょうか。

A06

小さいうちはうまく鼻をかむことができません。しかも鼻の構造が未熟なので、一度鼻炎《びえん》になると、長引いてしまうことも少なくありません。
お母さんが、ティッシュで鼻をふこうとしても、嫌《いや》がって顔をそむけたり、暴れたり泣いたりして、なかなか大変です。やっとの思いでふけたと思ったら、そのそばから「ズ――」という鼻すすりの音が聞こえてきたら、思わずため息が出てしまいます。我々医者はお母さんによく「お子さんの鼻をよくふいて、吸ってあげてください」と言いますが、言うは易《やす》く行《おこな》うは難しです。

確実に鼻を吸うには、育児用品店やドラッグストアで売っている鼻水吸い器を使うとよいでしょう。うまく吸えば、鼻の中はすっきりします。でもこれも嫌《いや》がる子が多いと思います。ここで、保育士さんがやっていた、ある方法を紹介《しょうかい》しましょう。

①ティッシュを半分に折り、さらに半分に折ります（幅《はば》が四分の一になります）。

②右手を図のような形にして、人差し指にティッシュをかけます。手前を長くして、向こう側を短くします。

③ティッシュをかけた人差し指を子どもの両鼻の穴に軽く当てます。

④右手を子どもの鼻に当てて固定したまま、向こう側の短いティッシュの端《はし》を左手で下方向に引っ張って滑《すべ》らせます。その時、右手の親指でティッシュを押《お》さえておく

と安定します。

そうすると、粘《ねば》りけのある鼻水が、ティッシュに引っ張られて、スルスルスルと出てきて、鼻水を効果的にふき取ることができます。

ちょっと動きが面白いし痛くもないので、「お鼻スルスルしよう」と言ったらお子さんも楽しみながらできるかもしれません。ティッシュ一枚で簡単にできますし、乳児でもできますので、ぜひやってみてください。

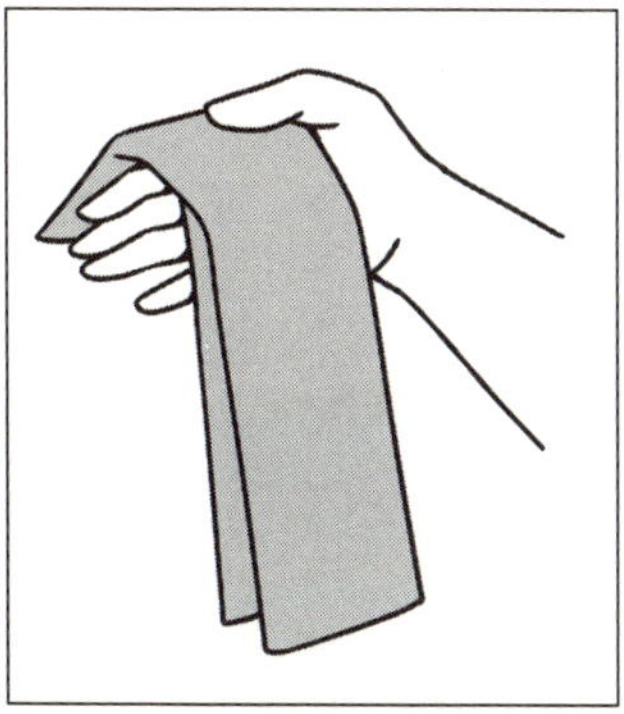

ティッシュを折り、人差し指にティッシュをかける。
その際、手前を長くして、向こう側を短くする。

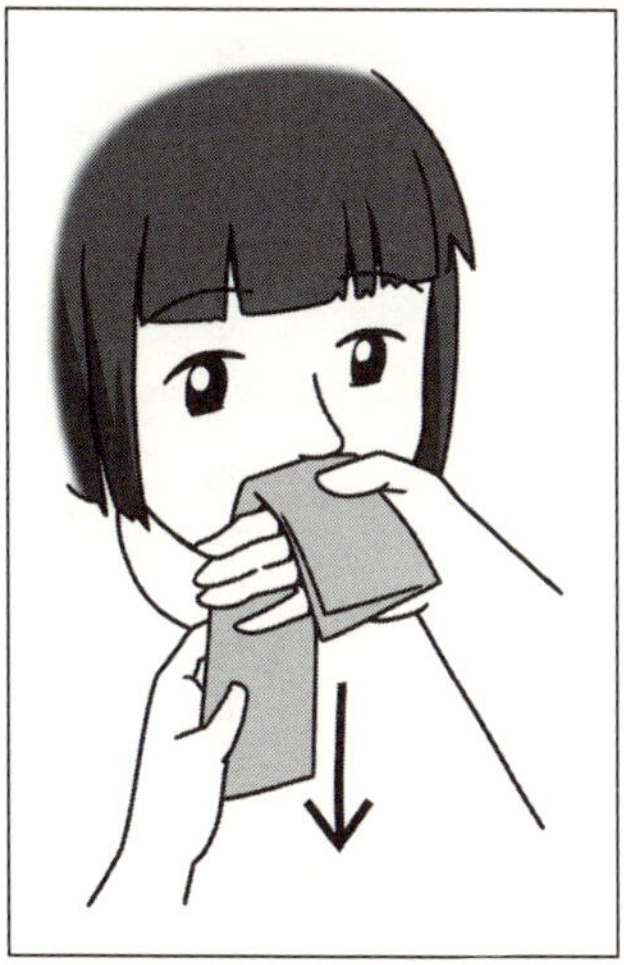

人差し指を、子どもの両鼻の穴に軽く当てて固定したまま、向こう側のティッシュの端を、下方向に引っ張って滑らせる。

Q07

花粉の飛ぶ量は、毎年、何で決まるのでしょうか？

花粉の飛ぶ量が多い年と、少ない年がありますが、花粉の飛散量は、毎年何で決まるのでしょうか？

A07

「去年は花粉症《かふんしょう》がひどかったけれど、今年は大したことないや。もしかして花粉症《かふんしょう》が治ったのでは？」と思っている方もあるかもしれません。

油断は禁物です。それは治ったのではなく、ただ花粉の飛んでいる量が少なかっただけなのかもしれません。

スギの花粉は毎年飛んでいますが、不思議なことに、多い年と少ない年があります。また、飛び始める時期も、早く始まる年と遅《おそ》く始まる年とがあります。

なぜこのような違《ちが》いがあるのでしょうか。

春に飛ぶ花粉の量は、前年の夏（七～八月）の日照時間や最高気温で決まるといわ

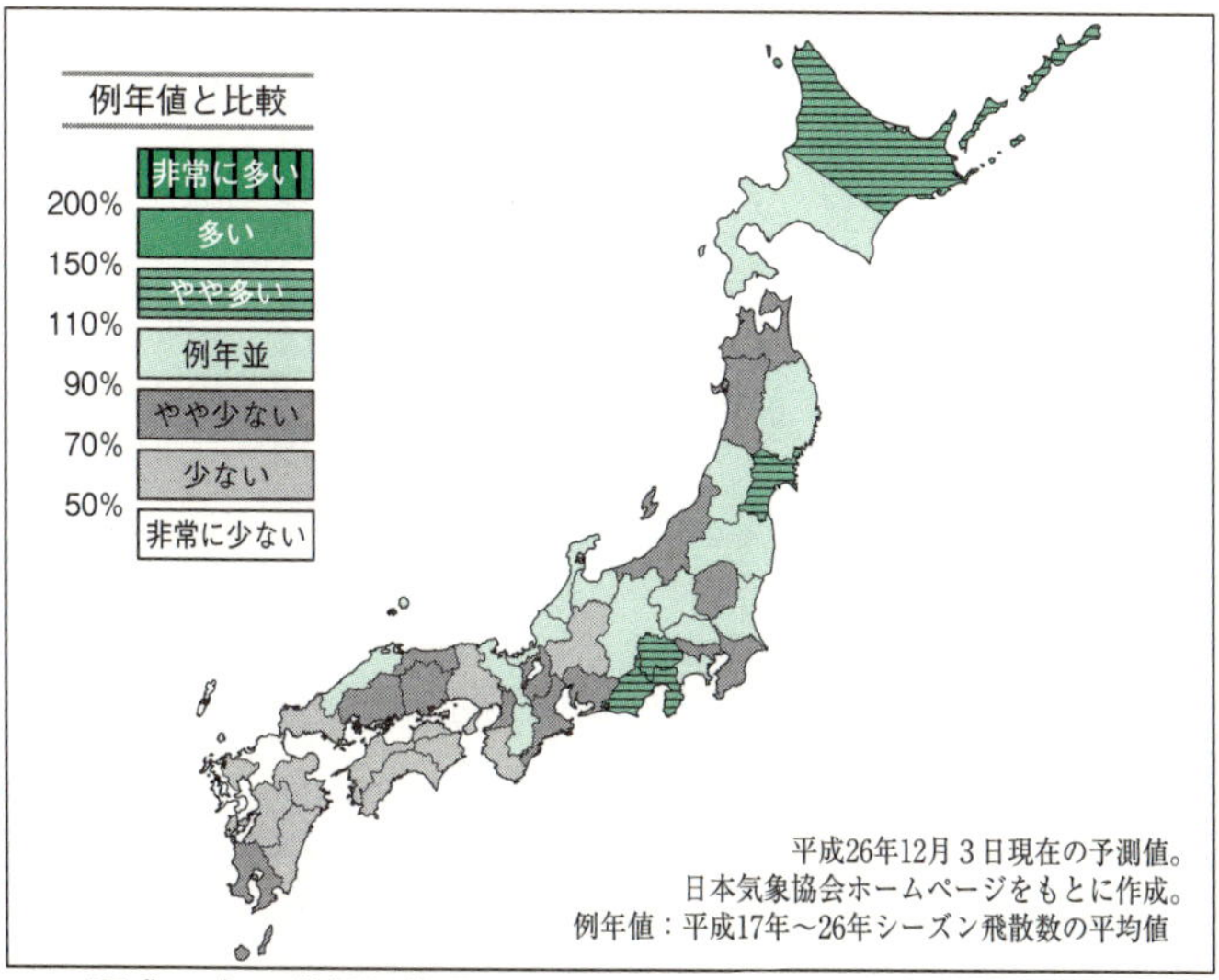

平成27年の花粉飛散量の予測（スギ＋ヒノキ、北海道はシラカンバ花粉）

れています。この時期は、スギの雄花《おばな》（花芽）が、成長し始める時期なのです。この時の気象条件によって、雄花《おばな》の産生量が大きく変わってきます。

つまり、この時期にじゅうぶんな日照時間があり、暑い日が続くと雄花《おばな》は大量に形成され、翌春の花粉量が多くなります。また、反対に冷夏などで夏の気温が上がらない、あるいは雨の量が多く日射量が減ると、翌年の花粉量は少なくなるのです。

例えば、上の図は平成二十七年の花粉飛散量を予測したものですが、平成二十六年の夏に九州・四国地方は豪雨《ごうう》が続き、日照時間も少なかったため、花粉が例年（最近十年間）に比べて少ないと予想されました。逆に猛暑《もうしょ》続きだった東日本は、花粉の飛散が多めと予想されました。

「猛暑《もうしょ》の翌年は、花粉にご用心」ということです。

また、花粉が飛び始める時期はどのように決まるのでしょうか。

夏に成長した雄花《おばな》は、秋から冬にかけていったん休眠《きゅうみん》します。そして年が明けた一月頃《ごろ》から徐々《じょじょ》に目を覚まし、開花の準備に入ります。雄花《おばな》が休眠《きゅうみん》から覚めたあとは、気温が高ければ高いほど早く開花し、花粉が飛び始めます。逆に、寒い日が続くと飛散開始は遅《おそ》くなります。

そして、一月からの積算最高気温（毎日の最高気温を足した値）が、西日本では四〇〇～五〇〇度、東日本では三〇〇～三五〇度になると、いよいよ花粉が飛び始めます。飛散が始まったあと、通常では三、四週間後にピークを迎《むか》えます。

「暖冬は早期飛散にご用心」ということです。

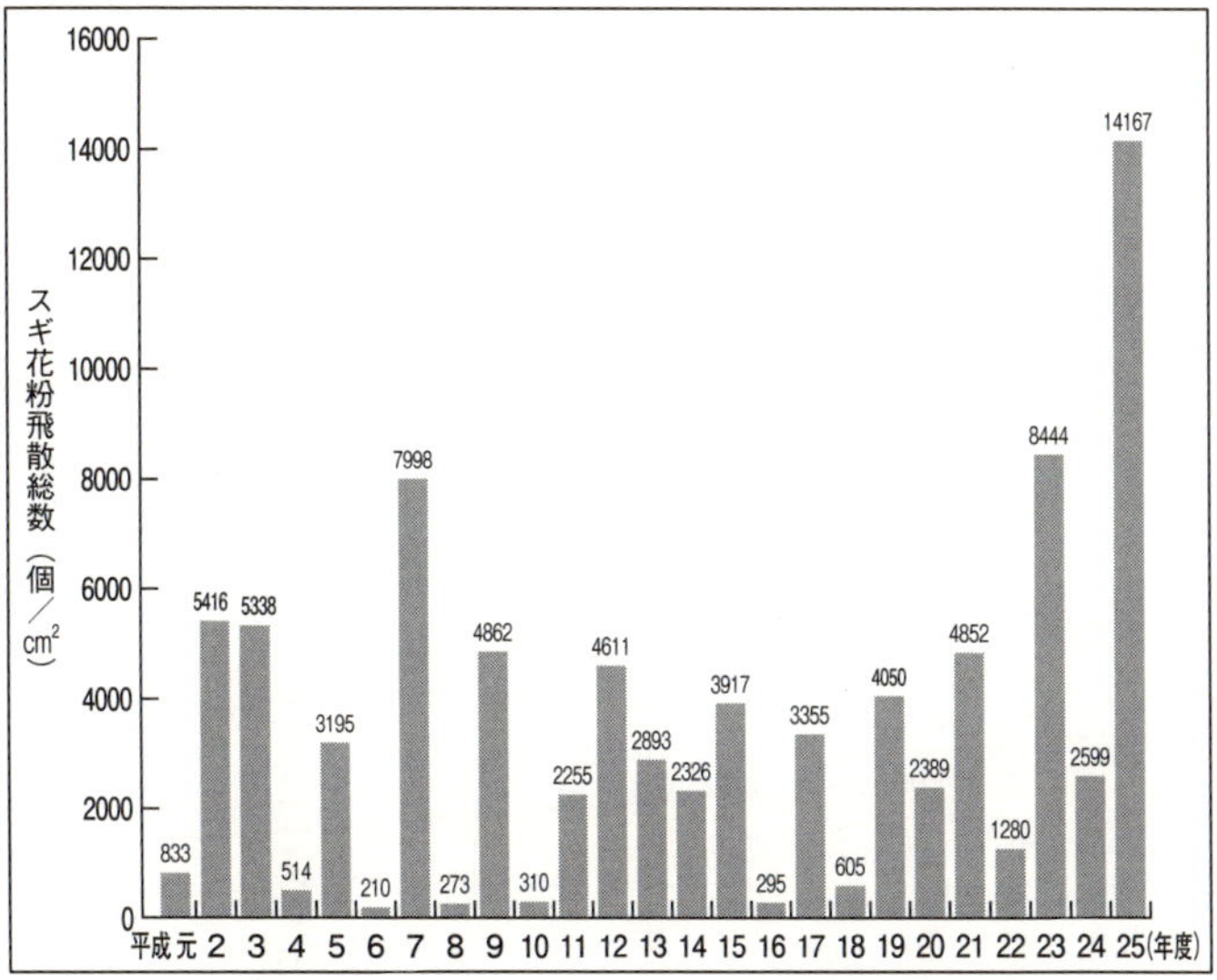

過去25年間の福井県におけるスギ花粉飛散総数

また、上のグラフを見ていただくと分かるように、理由はよく分かっていませんが、多く飛散した年の翌年は少なく、少なく飛散した年の翌年は多い傾《けい》向《こう》にあります。

Q08

スギ花粉が多く飛ぶのは、どんな天気の日？

私はひどい花粉症《かふんしょう》です。
スギ花粉は、どんな天気の日に多く飛ぶのでしょうか？

A08

雨が降った翌日の、風の強い晴天の日です。

スギは、気温が高くなると花が咲《さ》いて花粉がたくさん飛びます。また、空気が乾燥《かんそう》すると花粉は舞《ま》いやすく、さらに風が強ければ広い範囲《はんい》に飛んでいきます。

したがって気温が高くなると同時に、湿度《しつど》が低くなった日が最も危険です。

夜遅《おそ》くや明け方に雨がやむと、翌日に気温が上昇《じょうしょう》し湿度《しつど》が下がることがありますが、このような日は花粉が猛威《もうい》を振《ふ》るう可能性が高いです。また、強風の日は、地面に吸収されなかった前日までに飛んだ花粉も舞《ま》い上《あ》がるため、大量の飛散となります。

Q09

スギ花粉が多く飛ぶ時間帯は、いつ頃？

一日の中で、最もスギ花粉が多く飛ぶ時間帯は、いつ頃《ごろ》ですか？

A09

地域や天候によって異なりますが、十一時〜十五時頃《ごろ》と、十七時〜二十時頃《ごろ》です。

スギ花粉が多く飛ぶ時間帯は、気象条件や季節によって異なりますが、一般的《いっぱんてき》には お昼前後と日没《にちぼつ》前後に多くなるというデータがあります。

午前中、気温が上がると、スギ林から花粉が飛び出します。その数時間後に都市部に到達《とうたつ》するため、まずお昼前後にピークを迎《むか》えます。

さらに、上空を舞《ま》っていた花粉が夕方になると地上に落下してきます。それが第二のピークです。

外で仕事をしている人にとっては、出勤時間よりむしろ帰宅時間のほうが、要注意といえそうです。マスクやゴーグルを活用して、しっかり防御《ぼうぎょ》をしましょう。

Q10

正しいマスクのつけ方を教えてください

マスクは正しくつけないと、効果がないと聞きます。どうつけるのが正しいのでしょうか？

A10

花粉症《かふんしょう》の時期になると、コンビニでもスーパーでも薬局でも、たくさんのマスクが売られています。

せっかく、「九九パーセント花粉を防御《ぼうぎょ》！」などとうたっているりっぱなマスクを買ってきても、きちんと装着できなければ、マスクの効果は半減どころか無駄《むだ》になってしまいます。

皆《みな》さんがよく手にするマスクは、プリーツ（ひだ）の入った不織布《ふしょくふ》のマスクではないでしょうか。このマスクには上下、表裏があります。

まずワイヤーが入っているのが上です。このワイヤーはノーズワイヤーといって、鼻の形に合わせて変形させて、マスクを顔に密着させる物です。ですから、鼻のある上側に持っていきます。

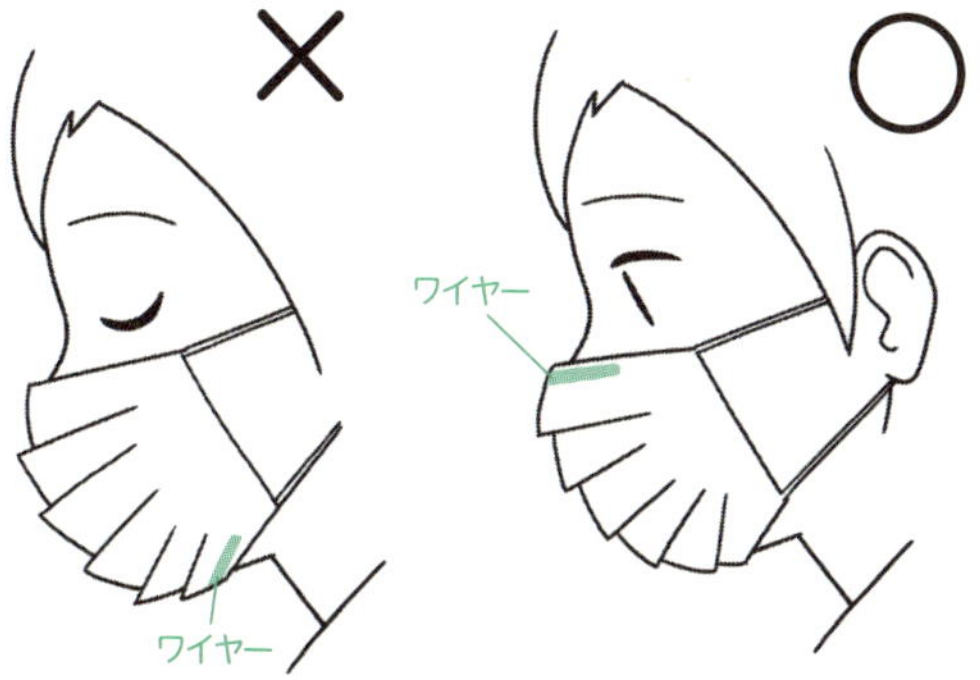

プリーツの中に花粉やホコリがたまってしまいます。

次に、プリーツが下向きになるほうを表側にします。反対にするとプリーツが上向きになり、プリーツの中に花粉やホコリがたまってしまいます。

花粉やホコリを持ち運ぶことになってしまいますし、マスクを外す時に、たまった花粉やホコリを浴びてしまうかもしれません。できるだけ花粉やホコリを避《さ》けたいのですから、マスクにそれらがたまらないようにしなければなりません。そのためには、プリーツを下向きにする必要があります。

上下、表裏が分かったら、今度はしっかりと装着しましょう。

マスクはぴったりと顔に密着していて、鼻と口の両方を覆《おお》っていることが大切です。そうしないと、花粉やホコリが鼻や口から体の中に入ってしまいます。

プリーツ付きのマスクであれば、上下にじゅうぶんプリーツを開いて、鼻から顎《あご》まででしっかりマスクで覆《おお》いましょう。口だけを覆《おお》っていて鼻が出ていたり、顎《あご》にマスクをかけたりしていては、全く意味がありません。

しっかり鼻と口を覆《おお》えたら、ノーズワイヤーを鼻の形に合わせてしっかり曲げましょう。また耳にかけるゴム紐《ひも》が緩《ゆる》んでいると、密着できませんから、緩《ゆる》んでしまったら新しい物に交換《こうかん》しましょう。

効果的なマスク装着をして、花粉をしっかり回避《かいひ》しましょう。

間違ったマスクの着用例

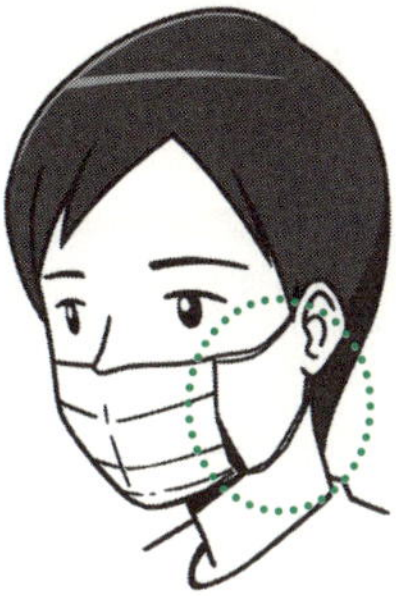

ゴム紐が緩んでいる

肌に密着できないので、すき間ができてしまいます。

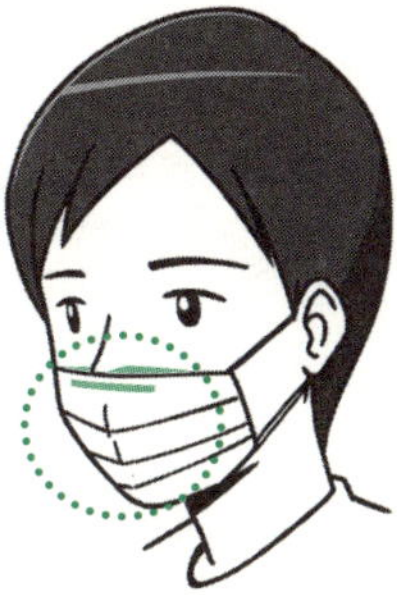

ノーズワイヤーを鼻の形に合わせていない

鼻の横にすき間ができ、花粉やホコリが入ってきてしまいます。

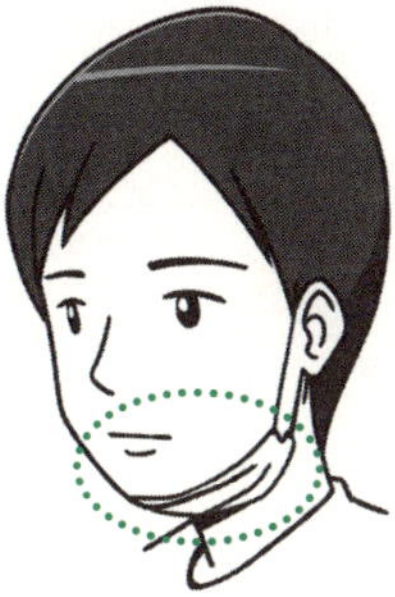

着用していたマスクを顎にかける

顎に花粉などが付着していた場合、マスクの内側についてしまうおそれがあります。

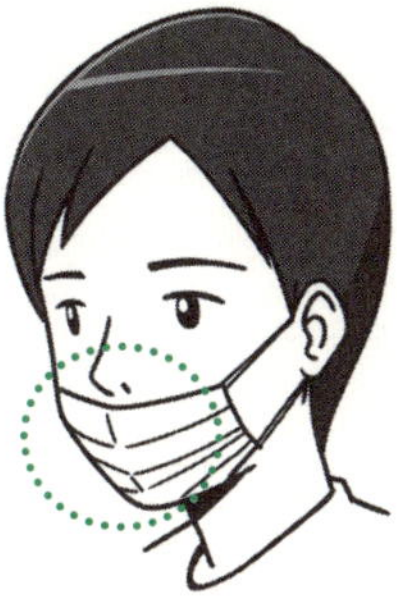

口だけを覆い、鼻を出している

花粉やホコリが、鼻から体の中に入ってしまいます。

〈参考〉 アレルギー性鼻炎の代表的な薬

投与方法	種類	薬品名（商品名）〈例〉
内服	第1世代抗ヒスタミン薬	ベナ、レスタミン、ハイスタミン、タベジール、クロルフェニラミンマレイン酸塩、アレルギン、ネオレスタミン、ポララミン、ネオマレルミン、ベネン、ピレチア、ヒベルナ、アリメジン、ホモクロミン、ペリアクチン
	第2世代抗ヒスタミン薬	ザジテン、アゼプチン、セルテクト、ダレン、レミカット、アレジオン、ニポラジン、ゼスラン、エバステル、ジルテック、ザイザル、タリオン、アレグラ、アレロック、クラリチン、ディレグラ（血管収縮薬との合剤）
	抗ロイコトリエン薬	オノン、シングレア、キプレス
	遊離抑制薬	ソルファ、リザベン、アレギサール、ペミラストン
	抗PGD2・TXA2薬	バイナス
	Th2サイトカイン阻害薬	アイピーディ
	ステロイド薬	セレスタミン（抗ヒスタミン薬との合剤）、プレドニン、プレドニゾロン、プレドハン、コートン、コートリル、メドロール、レダコート、デカドロン、リンデロン
	漢方薬	小青竜湯、麻黄附子細辛湯など
点鼻	ステロイド	フルナーゼ、アラミスト、ナゾネックス、エリザス、リノコート、オルガドロン、リンデロン
	血管収縮薬	プリビナ、コールタイジン、トラマゾリン、ナシビン
	その他	ザジテン、インタール、リボスチン、ソルファ
点眼	抗アレルギー点眼薬	インタール、ザジテン、リザベン、トラメラス、アレギサール、ペミラストン、エリックス、ケタス、アイビナール、ゼペリン、リボスチン、パタノール
	ステロイド点眼薬	フルメトロン、プレドニン、オルガドロン、リンデロン、サンテゾーン

・薬の名前は、アレルギー性鼻炎・花粉症に適応のある先発品の商品名を記載しました。商品名を記載したのは、一般の方が参照しやすくするためであり、特定の薬を推薦するものではありません。
・『ポケット判 治療薬UP-TO-DATE 2014』（矢﨑義雄監修、松澤佑次ほか編集、メディカルレビュー社）より

【参考文献】

鼻アレルギー診療ガイドライン作成委員会(編集)『鼻アレルギー診療ガイドライン―通年性鼻炎と花粉症―2013年版[改訂第7版]』ライフ・サイエンス、2013年

切替一郎(原著)野村恭也(監修)加我君孝(編集)『新耳鼻咽喉科学[改訂11版]』南山堂、2013年

石井正則『鼻の病気はこれで治せる』二見書房、2012年

大久保公裕『あなたの知らない 花粉症の治し方』暮しの手帖社、2009年

鵜飼幸太郎ほか「スギ花粉症に対する甜茶飲料の臨床的検討」(『耳鼻咽喉科展望』42巻4号、1999年)

大久保公裕「専門医のためのアレルギー学講座 3.アレルゲン免疫療法の意義と施行法:花粉症(眼症状を含む)」(『アレルギー』57巻2号、2008年)

川村繁樹「下甲介粘膜レーザー手術(表層焼灼術)―術後7年の遠隔成績」(『日本鼻科学会会誌』38巻1号、1999年)

藤枝重治ほか「スギ花粉症における第2世代抗ヒスタミン薬の臨床効果―多施設、3カ年による初期治療と発症後治療の検討」(『日本鼻科学会会誌』46巻1号、2007年)

松倉節子ほか「口腔アレルギー症候群(oral allergy syndrome)」(『アレルギー・免疫』17巻6号、2010年)

Maeda-Yamamoto, M. ほか「The efficacy of early treatment of seasonal allergic rhinitis with benifuuki green tea containing O-methylated catechin before pollen exposure: an open randomized study」(『Allergology International』58巻3号、2009年)

Mori, S. ほか「Long-term effect of submucous turbinectomy in patients with perennial allergic rhinitis」(『The Laryngoscope』112巻5号、2002年)

Singh, A. ほか「Dietary polyphenols in the prevention and treatment of allergic diseases」(『Clinical & Experimental Allergy』41巻10号、2011年)

Tokunaga, T. ほか「Factors associated with the development and remission of allergic diseases in an epidemiological survey of high school students in Japan」(『American Journal of Rhinology & Allergy』2015年)

Xiao, J.-Z. ほか「Probiotics in the treatment of Japanese cedar pollinosis: a double-blind placebo-controlled trial」(『Clinical & Experimental Allergy』36巻11号、2006年)

シダトレン スギ花粉舌下液 医薬品インタビューフォーム(鳥居薬品、2014年)

「豆乳等によるアレルギーについて―花粉症(カバノキ科花粉症)の方はご注意を」(独立行政法人 国民生活センター、2013年12月5日発表)

「都道府県等から報告されたいわゆる健康食品に係る健康被害事例について(お知らせ)」(厚生労働省、2007年2月26日発表)

〈監修者〉

藤枝　重治（ふじえだ　しげはる）

医学博士、
日本耳鼻咽喉科学会　専門医、
日本アレルギー学会　指導医・専門医。
福井医科大学医学部医学科　卒業。
福井大学医学部　耳鼻咽喉科・頭頸部外科　教授。
福井大学医学部附属病院　副病院長。

〈イラスト〉　太田 寿

〈装幀・デザイン〉　遠藤 和美

〈著者略歴〉

徳永　貴広（とくなが　たかひろ）

昭和50年、神奈川県生まれ。
日本耳鼻咽喉科学会　専門医。
富山医科薬科大学医学部医学科　卒業。
福井大学医学部　耳鼻咽喉科・頭頸部外科、
舞鶴共済病院　耳鼻咽喉科、
筑波大学　遺伝医学教室をへて、
福井大学医学部　耳鼻咽喉科・頭頸部外科　医員。

著書『子育てハッピーアドバイス　もっと知りたい 小児科の巻２』（共著）

あんしん健康ナビ
花粉症・アレルギー性鼻炎
つらい症状から逃れる近道と、自分にあった予防・治療法の見つけ方

平成27年(2015) 3月9日　第1刷発行

監　修　藤枝　重治
著　者　徳永　貴広
発行所　株式会社　1万年堂出版
〒101-0052　東京都千代田区神田小川町2-4-5F
電話　03-3518-2126
FAX　03-3518-2127
http://www.10000nen.com/

公式メールマガジン「大切な忘れ物を届けに来ました★1万年堂通信」
上記URLから登録受付中

印刷所　凸版印刷株式会社

Printed in Japan　ISBN978-4-925253-86-4 C0077